ESSAI

SUR LA PATHOGÉNIE

ET LE

TRAITEMENT DES HÉMORRHAGIES

DE LA PAUME DE LA MAIN

Par le **Dr LEDOUBLE** (de Tours)

Ancien interne des Hôpitaux et de la Maternité de Paris,
lauréat de la Faculté
Membre de la Société anatomique et de la Société d'anthropologie, secrétaire-adjoint
de la Société médicale d'Indre-et-Loire,
etc., etc.

Quod dixi, vidi.

PARIS

V. ADRIEN-DELAHAYE ET Cie, LIBRAIRES-ÉDITEURS

PLACE DE L'ÉCOLE DE MÉDECINE

—

1877

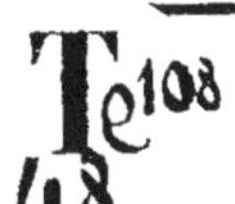

ESSAI

SUR LA PATHOGÉNIE

ET LE

TRAITEMENT DES HÉMORRHAGIES

DE LA PAUME DE LA MAIN

TRAVAUX DU MÊME AUTEUR :

Leçons cliniques sur les fractures de jambe,
faites à l'Hôtel-Dieu au mois de janvier 1875, par M. le professeur RICHET, recueillies, rédigées et publiées par MM. L. GARNIER et A. LEDOUBLE, internes des hôpitaux. In-8° de 68 pages (*Extraits de l'Union médicale*, Paris, 1875). Prix. **2 fr. 50**

Du Kleisis génital et principalement de l'occlusion vaginale et vulvaire dans les fistules uro-génitales. Th. inaug. (Travail récompensé par la Faculté de médecine de Paris. Prix des thèses : médaille de bronze). In-8° de 250 p., Paris, 1876. **6 fr.**

Empyème avec tumeur des lombes simulant un anévrysme *(Gazette des Hôpitaux, 1870)*.

Epithéliome lobulé de la lèvre supérieure, en commun avec M. CHAMBARD. (*Progrès médical*, 1875).

Exostose de développement du fémur, en commun avec M. CHAMBARD. *(Même Journal, 1875)*.

Hypertrophie mammaire double. (*Même journal*, 1875).

Lymphadénome du cou, de la poitrine, des aisselles, sans engorgement des ganglions sous diaphragmatiques, en commun avec M. GARNIER. (*Même journal*, 1876).

Kolpokleisis pour une fistule vésico-vaginale compliquée. (*France médicale*, 1876).

Infiltration sanguine considérable des membres inférieurs, ecchymoses cutanées, purpura coïncidant avec une suppression menstruelle. (*Annales de gynécologie*, 1877).

Lymphadénome du testicule. (*Tribune médicale*, 1877).

POUR PARAITRE PROCHAINEMENT :

De l'orchite dans les cas d'anomalies du testicule ou de hernie inguinale.

ESSAI

SUR LA PATHOGÉNIE

ET LE

TRAITEMENT DES HÉMORRHAGIES

DE LA PAUME DE LA MAIN

Par le **Dr LEDOUBLE** (de Tours)

Ancien interne des Hôpitaux et de la Maternité de Paris
lauréat de la Faculté
membre de la Société anatomique et de la Société d'anthropologie
secrétaire-adjoint de la Société médicale
d'Indre-et-Loire, etc., etc.

Quod dixi, vidi.

PARIS

V. ADRIEN-DELAHAYE ET Cie, LIBRAIRES-ÉDITEURS

PLACE DE L'ÉCOLE DE MÉDECINE

—

1877

INTRODUCTION

Les hémorrhagies de la main sont très-fréquentes, ce qui s'explique par les fonctions multiples dévolues à cette partie du membre supérieur : la main étant à la fois un organe de tact et un instrument de préhension. Toujours à découvert, c'est elle qui se porte au devant du corps soit pour le protéger et recevoir le premier choc, soit pour obéir aux caprices de notre volonté.

C'est surtout chez les individus adonnés aux professions industrielles : les serruriers, les ajusteurs, les mécaniciens, et chez les gens de guerre, que s'observent les blessures de la main. Les machines que les progrès de l'industrie moderne multiplient de tous côtés, les outils dont l'homme use journellement pour produire ou perfectionner peuvent à un moment donné se retourner contre lui. C'est la main qui est en contact avec eux c'est elle qui est le plus souvent atteinte. A la plus petite imprudence, à la moindre maladresse, à la plus légère inattention la main peut être soumise à l'action vulnérante des objets qui l'entourent, des instruments dont l'homme se sert pour travailler, se défendre où attaquer.

En présence de ce rôle si actif de la main, il devient difficile d'énumérer toutes les causes des hémorrhagies palmaires, toutes les parties de la main qui peuvent être lésées. Dans ce travail nous n'avons pas, du reste, l'intention de traiter *in extenso* la question des plaies de la main, nous désirons seulement appeler l'attention sur certaines variétés de ces plaies et sur leur mode de production; apprécier la valeur des divers moyens thérapeutiques qui leur ont été opposés, et avant tout faire connaître un procédé chirurgical qui nous a réussi et que nous avons vu réussir plusieurs fois entre les mains de nos confrères.

Nous passerons entièrement sous silence les plaies de la main par armes à feu, renvoyant pour leur étude aux traités spéciaux.

CHAPITRE Ier

DE LA PATHOGÉNIE DES HÉMORRHAGIES DE LA MAIN
ET DE LA VALEUR DES DIVERS MODES DE TRAITE-
MENT QUI LEUR ONT ÉTÉ OPPOSÉS.

Parmi les plaies de la main, il en est qui offrent
moins de gravité qu'on ne le supposerait tout d'abord :
ce sont celles qui sont produites par des instruments
tels que la scie circulaire ; généralement elles ne sont
pas suivies d'hémorrhagie. L'hémostase est due à ce
que les membranes artérielles inégalement rompues et
refoulées vers le centre obstruent le calibre du vaisseau. Certains procédés d'ouvertures des artères pendant les opérations ont le même effet, par exemple
l'écrasement linéaire, la Galvano-caustie. J'ai vu à
l'Hôtel-Dieu dans le service de mon savant maître
M. le professeur Richet, un cas de cette nature, et
M. Cauchois, dans sa thèse inaugurale (1), dit avoir
été témoin de faits semblables. Il y a là une immu-
nité analogue à celle des plaies par arrachement.

Ce genre de plaie est rare, communément la main a
été blessée parce qu'elle a porté sur un tesson de bouteille, un morceau de vitre, un fragment de faïence ou
de porcelaine, un instrument tranchant. D'autres fois
ce sont des coups de poing dans des carreaux ou sur
des verres à boire qui sont les causes initiales de l'hémorrhagie. La main droite est le plus fréquemment

(1) CHARLES CAUCHOIS. Pathogénie des hémorrhagies traumatiques secondaires. Th. Paris, 1873, p. 24.

lésée dans les blessures suites de chutes, tandis que c'est la main gauche qui l'est davantage dans les blessures suites de coups.

Il résulte de nos statistiques que ce sont les blessures de la face palmaire qui sont les plus fréquentes.

Presque toujours la plaie plus ou moins profonde, est linéaire; bien rarement elle est à lambeaux. Ces lambeaux seront presque toujours réappliqués avec succès quand les os n'auront pas été atteints. Vidal (de Cassis) (1), Bérard, et M. A. Latour, rapportent plusieurs observations qui le prouvent d'une manière certaine. On ne saurait croire avec quelle rapidité la réunion se fait, surtout à la face palmaire où la vascularité est très-grande.

A part les plaies par arrachement ou par des instruments se rapprochant de la scie circulaire, les blessures de la main sont fatalement suivies d'hémorrhagies. Le sang peut provenir des artères des veines ou des capillaires. Les hémorrhagies veineuses ne sont jamais assez inquiétantes pour que nous devions nous en occuper ici. Il en est tout autrement des hémorrhagies artérielles qui sont rebelles, sujettes à récidives, parfois mortelles (2). Hémorrhagies pouvant apparaître aussitôt l'accident dans les quelques heures qui le suivent, dans les vingt-quatre heures qui précèdent la suppuration, et même alors que la suppuration est établie et la plaie en bonne voie de cicatrisation. Toutes choses égales d'ailleurs, les hémorrhagies de la paume sont plus dangereuses que celle des côtés et du dos de la main.

La gravité de ces hémorrhagies tient à plusieurs

(1) VIDAL. — *Traité de pathologie externe*, 5e édition, Paris, 1861, t. V, p. 678.

(2) CAMPER. *Démonst. anatom. pathol.*, p. 16, 1760.

ALLAN. *Ann. de chirur. franc. et étrang.*, t. VII, p. 218, 1842.

causes : les artères de la main sont très-nombreuses, difficiles à trouver, et présentent souvent des anomalies. La densité du tissu cellulaire, les anastomoses qu'elles s'envoient les fixent d'une manière presque immuables dans le lieu qu'elles occupent. Après leur section *leur tunique celluleuse ne peut ni s'allonger ni se tordre,* et le sang, après avoir coulé un certain temps, ne rencontre pas les inégalités de la gaîne périvasculaire et du canal formé par l'élongation conique variable et la torsion de la tunique externe. *La rétractilité des tuniques moyennes s'opère très difficilement* ; mais lors même qu'elle se produirait comme à l'ordinaire, de quelle utilité serait-elle puisque la tunique celluleuse n'a pas subi son mouvement d'élongation et de torsion ? D'après M. Dolbeau (1), cette faiblesse de rétractilité tiendrait à la structure des artères de la main dans laquelle l'élément musculaire entre pour une très-forte part et prédomine sur l'élément élastique. *Il résulte de cette particularité de structure que l'artère coupée ne subit pas un simple retrait élastique, retrait qui serait permanent comme la propriété dont il dépend, elle est le siége de contractions musculaires dont le caractère est d'être intermittentes et de subir des influences diverses* entre autres celle de la compression exercée par les tendons des muscles fléchisseurs des doigts. Le bout artériel, après avoir donné plus ou moins longtemps et plus ou moins abondamment, se contracte, cette contraction en ferme la lumière et le sang s'arrête ; la contraction cesse et le sang repart ; elle se reproduit, il s'arrête de nouveau. On conçoit qu'en pareille occurence, il ne puisse se former aisément un caillot. En outre les artères palmaires profondes, sont reliées par des branches multi-

(1) Dolbeau. Journal *l'École de Médecine,* n° 52.

ples aux artères superficielles de la paume et du dos de
la main, et subissent difficilement le contact de l'air,
conditions éminemment favorables à la division et à
l'amoindrissement de la puissance de contractilité des
tuniques musculeuses (1). *Cette contractilité peut même
faire défaut dans les bouts périphériques et être rem-
placée par un état de dilatation provoquée par l'excitation traumatique des nombreux filets nerveux de la
main* (2). Enfin les parties molles périvasculaires ne
contribuent pas à mettre obstacle à la prolongation de
l'hémorrhagie, ce sont des aponévroses rigides qui
tendent à maintenir béants les orifices des vaisseaux,
des tendons qui au moindre mouvement exagèrent
l'hémorrhagie ou en entraînent la répétition.

(1) DELBARRE. De la dénudation des artères. Th. Paris, 1871.
M. le professeur VERNEUIL a vu en dénudant les extrémités artérielles, leur contractilité remonter à 15 ou 20 millimètres de la plaie,
ce qui prouve d'une manière évidente, l'influence du contact de l'air
sur les tuniques musculeuses. — Cette contractilité était moins
marquée et cessait plus rapidement si des branches collatérales
naissaient très-près des extrémités artérielles dénudées.

(2) Expér. de BROWN, SÉQUARD, MOREAU, VERNEUIL, etc., etc.

M. CAUCHOIS (th. cit. p. 37) rapporte, à cet égard, des expériences
de notre collègue et ami REDARD. Elles prouvent d'une manière indiscutable ce relâchement paralytique des vaisseaux périphériques
à la suite de violents traumatismes où les désordres ont porté sur
les vaisseaux et les principaux troncs nerveux d'une même région.

Voici une de ces expériences :

L'artère fémorale d'un chien de taille moyenne est sectionnée. A
mesure qu'on excite modérément avec la pointe du scalpel les deux
bouts artériels, on les voit devenir blanchâtres par le départ du sang
fluide que chasse leur contraction péristaltique. Vient-on maintenant
à exciter une des branches du nerf crural mise à nu, une dilatation
subite remplace la contraction. Cette dilatation est surtout marquée
dans le bout périphérique qui laisse jaillir un flot de sang ; elle
s'observe aussi dans le bout cardiaque, mais là le caillot résiste.

Les causes des hémorrhagies secondaires précoees ou tardives sont tout aussi nombreuses.

Parmi elles citons encore : les mouvements qui déplacent les caillots obturateurs, les émotions (inquiétude et anxiété du malade), les efforts, les excès de diverses natures. L'excitation du système circulatoire par un mouvement fébrile, par des aliments stimulants par des boissons (vin café, alcool), par un lavage intempestif, par un pansement mal exécuté. Signalons encore la coïncidence de cette état singulier auquel on a donné le nom de diathèse hémorrhagique, la dégénérescence athéromateuse des artères, le rétablissement trop rapide de la circulation collatérale, l'ulcération des bords de la plaie détruisant les adhérences formées à l'extrémité des vaisseaux, l'inflammation, la suppuration ou le sphacèle des tuniques artérielles, enfin, les maladies infectieuses.

Il est reconnu que les hémorrhagies secondaires précoces (nous désignons sous ce nom celles qui précèdent l'apparition des phénomènes inflammatoires et sont causées par une destruction de l'hémostase provisoire) *sont fréquentes dans les sections totales qui laissent dans la plaie un bout périphérique,* surtout quand de nombreux rameaux anastomotiques font communiquer ensemble les deux extrémités des vaisseaux coupés. — L'écoulement apparaît de préférence par le bout périphérique. — « Le bout inférieur (périphérique), « écrit Gutherie (1), est plus « disposé aux hémor« rhagies, parce que la matière couenneuse en bouche « moins parfaitement l'orifice. » Les conséquences de ces hémorrhagies sont graves : elles exigent de nouvelles opérations, affaiblissent le malade, le rendent anémique, hydremique, et prédisposent à la répétition de l'hémorrhagie.

(1) *Journal hebdom. et univers.*, 1830, t. I.

L'état du sang est modifié, devenu plus liquide, moins plastique, il se coagule plus difficilement. — M. Lenoir (1) attribue à la perte de plasticité du sang les insuccès qu'on éprouve dans la ligature du vaisseau principal du membre, pour remédier à des plaies d'artères compliquées d'hémorrhagie secondaires. — Arnott (2) dit non moins clairement que les hémorrhagies secondaires fréquentes et abondantes déterminent chez le blessé une véritable diathèse hémorrhagique, et que c'est à cette cause qu'il faut attribuer la récidive de l'hémorrhagie dé la main chez un malade traité par MM. Carpenter et Key (3).

S'il s'agit d'une hémorrhagie secondaire tardive, c'est-à-dire d'une de ces hémorrhagies qu'engendrent les troubles survenus dans la cicatrisation vasculaire le sang peut provenir des artères ou des néocapillaires des bourgeons charnus.

Le mode pathogénique des hémorrhagics artérielles est variable. Dans un premier cas l'hémostase provoquée ou spontanée existe ; des caillots bien organisés ferment hermétiquement les deux extrémités de l'artère coupée (1), mais l'inflammation secondaire périvasculaire trop violente s'est propagée aux tuniques

(1) *Bulletin de la Soc. chirurg.*, 1849, p. 33.

(2) *The lancet*, 1855, vol. II, p. 143.

(3) Cocteau dit non moins explicitement : « Dans le bout péri« phérique le caillot se produit moins vite et moins facilement, son « adhérence aux tuniques internes est plus faible, et souvent il est « hétérogène, aussi lorsque la circulation collatérale ramène le sang « dans le segment périphérique de l'artère, le caillot insuffisant « pour résister au choc du sang, s'échappe et une hémorrhagie sur« vient par le bout inférieur. »

(4) On pourrait choisir comme type de ces hémorrhagies, celles qui se produisent pendant la période de suppuration, alors qu'on a lié dans la plaie, aussitôt l'accident, les deux bouts de l'artère blessée.

artérielles qui se sont ulcérées ou sphacélées, les
caillots obturateurs se sont désagrégés et le sang a
recommencé à couler. La peau de la main est très
intimement unie à l'aponévrose palmaire, c'est
pourquoi dans les plaies même très-superficielles l'in-
flamation qui surviendra après la blessure s'accompa-
gnera de phénomènes plus ou moins marqués d'étranglement ; si la plaie dépasse l'aponévrose, l'étranglement sera encore plus considérable, les os et l'aponévrose palmaire empêchant toute expansion inflammatoire. On prévoit les douleurs, les dégâts qui sont
la conséquence d'un foyer phlegmasique dans de
pareilles conditions. Si le corps vulnérant est resté en
partie ou en totalité dans la plaie, les chances d'inflammation seront singulièrement augmentées, et la
suppuration sera presque immanquable. Les tendons
pourront contracter des adhérences avec leurs gaînes,
s'exfolier ou se nécroser ; de là des rétractions des
doigts, des difficultés, des impossibilités même dans
les mouvements. Vienne à s'enflammer la tunique
celluleuse d'une artère, la tunique externe d'abord,
puis la moyenne et l'interne seront à leur tour enflammées, ramollies, ulcerées, les caillots obturateurs se
morcelleront, l'hémorrhagie ne tardera pas à apparaître (1). Cette variété d'hémorrhagie est relative-
ment rare, Nélaton ayant démontré que l'inflammation
et la mortification des artères placées au milieu de
foyers purulents est exceptionnelle. Depuis les recherches de Courtin (2), on sait que leur préservation est
due à la gaîne celluleuse ; celle-ci vient-elle à s'enflam-

---

(1) Coqteau. *Des altérations des artères après la ligature.* Th.
Paris, 1867, p. 19 et 20. Exp. VI et VII.

(2) Nélaton. *Leçons cliniques,* 1852-1862. Courtin. Th. Paris,
1848. Cauchois. Th. cit., p. 52.

mer et à disparaître, il y a de grandes chances pour la mortification de l'artère même.

Le seconde classe d'hémorrhagies artérielles secondaires tardives, comprend exclusivement celles qui surviennent après la ligature indirecte. M. Polaillon (1) a donné une explication satisfaisante de leur mode de production :

« Dans une plaie en voie de cicatrisation et dans
« laquelle on n'a pas lié les artères, l'occlusion des
« vaisseaux se fait par l'adhérence de bourgeons char-
« nus qui se développent sur les gaines celluleuses
« comme ils se développent sur tous les autres points
« de la solution de continuité. Une ligature placée au-
« dessus de la plaie arrête, il est vrai, le courant san-
« guin au-dessus du point lié, mais elle ne provoque
« pas la formation du caillot obturateur au niveau du
« bout artériel béant, qui reste béant si la membrane
« pyogénique n'est pas assez avancée au moment
« où la circulation collatérale ramène le sang dans le
« bout inférieur, les bourgeons charnus se rompent
« sous l'effort de la tension sanguine et une récidive
« de l'hémorrhagie se produit infailliblement, c'est ce
« qui arrive ordinairement à la main, où les nom-
« breuses anastomoses des artères rétablissent avec
« une incroyable promptitude la circulation interrom-
« pue par la ligature. Dans les cas rares où la méthode
« d'Anel réussit, le succès tient à ce que le cours du
« sang a pu être arrêté assez de temps pour que le
« bourgeonnement de la plaie ait établi un opercule
« solide à l'extrémité des vaisseaux. »

Les hémorrhagies néo-capillaires sont celles dans

(1) POLAILLON. *Dict. encycl. des sciences médicales.* Paris, 1870, t. IV. *Art. plaies de la main,* p. 87.

lesquelles le sang est fourni par les vaisseaux néo-
capillaires de la membrane granuleuse et par les
capillaires avoisinant la surface de la plaie. Des causes
locale (complication locale des plaies) et des causes
générales peuvent les provoquer. L'étude des causes
générales permet de les interpréter comme des vé-
ritables hémorrhagies spontanées chez les blessés (1).
Elles sont dues à ce que les parois vasculaires au
contact d'un sang impur, éprouvent des altérations qui
les prédisposent à se rompre, ou bien à ce que l'inner-
vation vaso-motrice profondément troublée amène la
dilatation et la rupture des petits vaisseaux. Il ne
faudrait pas confondre ces hémorrhagies vraies avec
celles dans lesquelles ce n'est pas le sang qui sort en
nature des vaisseaux, mais de la sérosité teinte en
rouge, sans globules. Trop de conditions sont nécessaires pour que ces hémorrhagies puissent être fréquentes.

A propos des hémorrhagies de la paume de la main,
Velpeau a écrit : tout réussit ou tout échoue contre
elles. — Cette assertion, basée sur l'analyse des différentes observations qui avaient été publiées, a régné
pendant très-longtemps sans conteste. Aussi, les
chirurgiens contemporains de Velpeau, en présence des
diverses opinions énoncées sur l'efficacité de chaque
méthode de traitement devaient-ils se trouver bien
embarrassés. Aujourd'hui deux modes de traitement
restent, ce sont la ligature dans la plaie de deux bouts
de l'artère blessée, la compression directe. — Chacun
d'eux est vanté au détriment de l'autre ; chacun d'eux

(1) CAUCHOIS, th. cit. p. 158.

a trouvé des défenseurs devant la Société de chirurgie.
— Après eux viendraient la ligature indirecte, la compression indirecte, la flexion forcée de l'avant-bras, la cautérisation, les divers agents hémostatiques, etc., etc. — Ces divers modes peuvent être employés isolément ou combinés.

Nous passerons successivement en revue chacun de ces moyens, et nous chercherons l'application de chacun d'eux aux hémorrhagies primitives ou consécutives de la paume de la main. — Nous étudierons tout particulièrement la compression directe et la ligature directe.

La glace, les réfrigérants, les agents hémostatiques employés seuls sont insuffisants. — Le perchlorure de fer provoque, il est vrai, la formation d'un caillot, mais au bout de quelques heures, sous l'influence de la pression exercée par l'ondée sanguine, le bouchon hémostatique se détache. On a prétendu que dans le cas où ce sel n'arrêtait pas définitivement l'hémorrhagie, cela tenait à ce qu'il avait été trop dilué ou mis trop superficiellement en contact avec les tissus. Or, le perchlorure de fer très-concentré cautérise violemment, et les escharres qui résultent de son application retardent la cicatrisation ; il change l'aspect des plaies et rend toute recherche ultérieure fort difficile. M. Broca (Société de chirurgie 1873) conseille de l'injecter dans l'intérieur du vaisseau ; mais en vérité, du moment où on voit assez l'artère pour y instiller du perchlorure, n'est-il pas plus simple et plus certain de faire la ligature !... L'emploi du perchlorure de fer concentré est une pratique détestable, et contre laquelle nous ne saurions trop réagir.

Compression directe. — Rognetta est le premier

qui l'ait érigé en méthode. On peut la faire avec de la charpie trempée dans des solutions astringentes, ou encore avec des disques d'amadou. Des compresses longuettes et une bande roulée assurent la compression.

On a aussi essayé de la compression digitale : une série d'aides se relayant, compriment avec l'index l'artère blessée. Galias, Gelez et Marcellin Duval ont inventé des compresseurs qui agissent seulement sur la plaie (1). M. Vanzetti préconise *l'uncipressure* (2) et M. Verneuil *la forcipressure* (pratique bien vieille et à laquelle il manquait un protecteur). Nous insisterons peu sur ces deux modes de traitement, surtout sur le dernier qui a été décrit longuement dans une thèse inaugurale (3) et qui consiste à saisir avec une pince un vaisseau qui donne du sang, et à n'enlever l'instrument qu'après deux ou trois jours, alors qu'on est certain que le caillot obturateur est solide. La forcipressure n'est pas toujours praticable; si la plaie est très-étroite, très-petite, et très-profonde, si plusieurs vaisseaux sont ouverts, il sera fort difficile de les saisir et d'introduire toutes les pinces sans débridements. Alors ne vaudrait-il pas mieux lier? Nous proscrivons aussi le procédé de M. Vanzetti, car il introduit *un corps étranger dans la plaie en même temps qu'il déchire* les tissus, et qu'ainsi doivent être exagérés les phénomènes inflammatoires secondaires.

(1) Galias. *Gaz. médic.* Paris, 1851, p. 71. Gelez, th. Paris, 1850, p. 24. Marcellin Duval. *Traité de l'hémostase*, 1855-1859.

(2) Vanzetti (de Padoue), de l'uncipression, nouveau procédé pour arrêter les hémorrhagies artérielles, note lue à l'Institut des Lettres, Sciences et Arts de Venise. (*Gazetta medica di Padova*, 19 et 26 septembre 1874 ; analysée par Verneuil, *Bulletin de la Société de chirurgie,* 3ᵉ série, 1874, t. III, p. 563.

(3) *Thèse,* Paris, 1874, Soler.

Parmi les partisans de la compression directe, il faut citer, en France: MM. Richet, Larrey, Herrgott, L. Lefort, Dubreuil, Marjolin, etc., etc. (1); en Allemagne : Pitha (2), Schede (3), Roser (4), Busch (5), qui ne lie que lorsque la compression a échoué; en Angleterre, Sidney Jones (6).

Les adversaires de la compression disent qu'elle offre le grand désavantage d'irriter la plaie, de déterminer une telle douleur que beaucoup de malades ne peuvent la supporter, de provoquer l'inflammation et la gangrène de la main et de l'avant-bras, d'exposer aux hémorrhagies secondaires et à la formation d'un anévrisme faux consécutif. M. Horteloup, sur 33 cas d'hémorrhagies de la paume de la main traitéspar la compression directe qu'il a rassemblés note 16 guérisons ; mais 8 malades furent atteints d'anévrisme faux consécutif (7).

Pour nous, ce qu'on pourrait reprocher à la compression telle qu'on la pratique aujourd'hui, c'est d'être un moyen incertain contre une récidive de l'hémorrhagie, et une cause évidente d'anévrisme faux consécutif. Quant à la douleur excessive et à l'inflammation qu'elles détermineraient, la lecture attentive des

---

(1) Richet. *Anatom. chirurg.*; Larrey, *Société de chirurgie*, 1856 ; Herrgott, *Société médic. du Haut-Rhin*, 1866 ; L. Le Fort, Dubreuil, Marjolin, Després, *Société de chirurgie*, 1874.

(2) *Handbuch für, spec. chir.* t. IV, 1re partie, 2e livraison, p. 115.

(3) *Klinische. Vortrage*, no 29.

(4) *Berliner Clin Wochensch*, 1868, p. 20.

(5) *Lehrbuch der chirurgie*, t. II, p. 122.

(6) *The lancet*, janvier 1867.

(7) Horteloup, *Gaz. hebdom.*, 1868, p. 194 et suiv.

observations nous a surabondamment démontré qu'on on avait exagéré l'importance.

Qu'advient-il en effet si l'on se sert des agents compresseurs ordinaires? Sous l'influence des mouvements de la main, les masses comprimantes moulées plus ou moins exactement sur les tissus tendent à se déplacer et à diminuer de volume; les bandages se desserrent, la compression faiblit, les parois des vaisseaux s'écartent, et si la plaie est largement ouverte, le sang s'écoule à l'intérieur. Que l'ouverture de la plaie soit étroite et bien fermée, que les masses comprimantes capables d'empêcher l'issue du sang au dehors soient insuffisantes pour maintenir accolés les parois des vaisseaux profonds, le liquide hématique s'épanchera dans les interstices des tissus et stagnera au fond de la blessure. Viennent à se réunir les bords superficiels de la plaie, un anévrisme faux primitif ou consécutif sera constitué.

Pour éviter ces deux accidents, il faut un agent compresseur qui ne se dérange pas sous la pression des tendons et des muscles de la main, qui loin de diminuer augmente progressivement de volume, qui soit capable de pénétrer dans toutes les dépressions et les anfractuosités de la perte de subtances où puisse s'épancher le liquide sanguin. — L'éponge préparée à la ficelle, nous paraît devoir remplir toutes ces conditions, et dans le chapitre suivant, nous appuyant sur un certain nombre de faits cliniques, nous verrons ce qu'on doit en attendre.

COMPRESSION INDIRECTE. — La compression des artères radiale et cubitale au niveau du poignet a été préconisée par Nélaton et Grisolle. Nélaton (1) appli-

---

(1) NÉLATON, *Traité de pathologie.*

quait deux petites bandes de toile sur les deux artères
parallèlement à leur direction et les maintenait au moyen d'une bandelette de diachylon ; au-dessus de ces
deux bandes il en plaçait une troisième maintenue de
la même manière pour empêcher les deux premières
de se déplacer en se rapprochant. Grisolle remplaçait
les bandes roulées par des bouchons ou des petits
rouleaux de diachylon. On a enfin comprimé l'humérale soit avec les doigts, soit avec divers appareils
compresseurs. Bérard (1) place, au point de vue de
l'efficacité, la compression à distance à peu près au
même rang que la ligature indirecte. Nous n'avons
donc pas à insister davantage ici sur la compression
à distance, elle sera définitivement jugée alors que
nous aurons montré les résultats que fournit la méthode
d'Anel ou de Hunter dans les cas d'hémorrhagies de
la paume de la main.

ÉLÉVATION DU BRAS. — Volkmann de Halle ne pouvant venir à bout d'une hémorrhagie palmaire, suspen-
dit le membre verticalement.

De là, deux mémoires sur la *suspension verticale du
bras* comme hémostatique. Cette position ne saurait
être plus efficace que les moyens rationnels et plus di-
rects. M. Chassaignac l'a employée une fois : elle n'a
pu suffire (Chassaignac, *Gaz. des hôpitaux*, 1843, p.
458).

EXTENSION FORCÉE. — M. Verneuil (2) a essayé de

____

(1) BÉRARD. *Plaies de la main*, dict. en 30 vol., t. XVIII, p. 527-
1838.

(2) *Journal de l'anatomie et de la physiologie*, t. I.
Voir aussi : *Bulletin de la Société de chirurgie de Paris*, 1858-
1859, t. IX, p. 319, séance du 16 février 1859.

démontrer que dans cette situation le tendon du brachial antérieur et l'expansion aponévrotique du biceps aplatissaient l'artère humérale, que le pouls radial devenait très-faible et pouvait même entièrement disparaître. Nous ne croyons pas que M. Verneuil ait employé sa méthode; dans tous les cas, il serait puéril d'espérer interrompre complétement le cours du sang par cette position exagérée. Ajoutons que ce procédé n'est pas exempt de dangers : dans toute l'étendue de son parcours, l'artère humérale ne présente aucune fluxuosité; ce défaut de sinuosités prouve la possibilité de la déchirure du vaisseau par l'effet d'une extension forcée de l'avant-bras.

Le fait a été, du reste constaté, dans certaines luxations incomplètes du coude en arrière.

FLEXION FORCÉE. — Bichat, et après lui Malgaigne, dans son *Anatomie chirurgicale* (1), ont appelé l'attention sur la position toute particulière de l'humérale au bras, disposition, qui par la flexion forcée de l'avant-bras sur le bras détermine la compression de cette artère et l'arrêt du cours du sang dans les artères situées au-dessous du pli du coude. Le rapprochement forcé des doigts qui réussit aussi une fois à M. Verneuil doit être rapporté au même mode de traitement. La flexion forcée, bien que vantée par Vidal, Fleury (2), Frey (3), Durwell (4), Heath (5), Merlateau (6),

(1) MALGAIGNE. *Manuel de médecine opératoire*, 1ʳᵉ édit., p. 78.

(2) *Gaz. médic. de Montpellier*, 1846.

(3) *British médic. Journ.*, 1859, 24 déc.

(4) *Bulletin de thérapeutique médicale et chirurgicale*, t. XXXVII, p. 280, 1849.

(5) HOLMES. Vol. II, 750.

(6) MERLATEAU. *Des mouvements forcés et de leur emploi en thérapeutique*. Th. Paris, 1867.

Blum (1) et Johnson (2), est aussi très-sujette à caution.

Comment la flexion agit-elle sur le cours du sang dans les artères des membres ? Au bras nous avons en premier lieu le ralentissement que le cours du sang éprouve dans une artère pliée à angle; en second lieu, les flexuosités que l'artère peu adhérente au nerf médian, bien qu'elle soit située dans la même gaîne, peut décrire en se racourcissant, flexuosités qui diminuent aussi la rapidité du torrent sanguin ; en troisième lieu, la compression exercée par les muscles du bras et de l'avant-bras qui peut interrompre la circulation dans l'artère brachiale.

M. Léon Tripier (3) a démontré l'erreur de Malgaigne, qui attribuait à la seule flexion de l'artère la suppression de l'hémorrhagie. «La flexion, dit-il, fut-« elle complète, si le biceps n'entre pas en con-« traction, le pouls persistera à la radiale. » C'est le biceps qui comprime l'artère, au point d'en effacer le calibre. Cela est si vrai que l'extension forcée du biceps chez les individus bien musclés suffit à amener l'arrêt du pouls radial, par la compression de l'artère humérale saisie et fortement étreinte entre les muscles biceps et brachial agissant synergiquement. M. Tripier conclut avec raison au rejet de la flexion forcée comme moyen d'hémostase. « Car elle n'est applicable que temporairement chez

(6) BLUM. De la flexion comme moyen hémostatique. *Arch. de médecine,* p. 359, mars 1870.

(7) *British médic. Journ.,* 1859.

(8) Note sur la flexion forcée de l'avant-bras, sur le bras comme moyen d'hémostase, son mécanisme et son insuffisance, par Léon TRIPIER. *Gaz. hebdom.,* 30 avril 1869.

« certains sujets, et elle expose les autres à une
« hémorrhagie secondaire qui peut devenir mortelle.»

Un chirurgien russe, M. Adelmann (1), professeur à
l'Université de Dorpat, a publié, en 1862, une série de
huit observations d'hémorrhagies artérielles de la main
traitées avec succès par la flexion forcée. Il faut avouer
que M. Adelmann est tombé sur une série de cas bien
exceptionnels. M. Burow, de Kœnigsberg (2), qui suivit
les conseils du chirurgien russe et appliqua son appareil, n'eut pas lieu d'être aussi satisfait. Confiant dans
les assertions d'Adelmann, qui dit qu'on peut laisser
appliquer son appareil neuf jours de suite, il maintint
le bras fléchi pendant soixante-sept heures. Il fit si
bien que la main se mortifia et qu'il dut amputer l'a-
vant-bras.

Ligature indirecte. — La ligature indirecte ou par
la méthode d'Anel bien que plus certaine que la flexion,
l'extension et l'élévation du bras, expose cependant
à des revers nombreux, dont les causes ont été mises
en lumière par MM. L. Lefort (3), Dubreuil (4),
Cauchy (5) et Polaillon (6).

(1) Adelmann (G F B). Beitrage zur plastichen pathologie der ar-
terien, etc., in Arch. von Langenbeck, vol. III, p. 20, 1862.

(2) Burow. Würdigung der gewaltsamen. Beugung der Extremi-
tacten als Heillungsmittel bei arteriellen Blutungen derselben, von
Dr Burow, jun in Kœnigsberg, ir Pr. (*Arch für Klinische chirurgie*, t. XII, p. 1078).

(3) *Discussion de la Société de chirurgie*, 1873.

(4) Dubreuil. Des anomalies artérielles considérées dans leurs
rapports avec la pathologie et les opérations chirurgicales. Paris,
1847.

(5) Cauchy. Considérations sur le système artériel de la main.
Th., Paris, 1875.

(6) Polaillon. *Art. du dict. encycl.*, déjà cit.

La ligature de la radiale dans la tabatière anatomique doit être proscrite, parce que n'ayant aucun avantage sur la ligature, au niveau du poignet, elle a le grave inconvénient d'exposer à blesser la veine céphalique du pouce et à ouvrir les gaînes des tendons extenseurs de ce doigt.

Au poignet on doit lier simultanément l'artère radiale et l'artère cubitale. La ligature d'une seule artère n'aurait pour but que d'accélérer le courant sanguin dans l'artère libre et d'amener rapidement la répétition de l'hémorrhagie.

En effet les artères radiale et cubitale, sont unies au poignet, à la paume de la main, à l'extrémité des doigts, par une série d'arcades transversales et antéro-postérieures. Parmi les arcades transversales, nous citerons principalement :

Les anses que forment en avant et en arrière du poignet, les artères transversales antérieure et postérieure du carpe.

A la paume de la main, l'arcade palmaire superficielle et l'arcade palmaire profonde.

Au niveau des dernières phalanges, du côté de la pulpe des doigts, les demi-cercles que décrivent en s'anostomosant par inosculation les artères collatérales des doigts.

Parmi les arcades antéro-postérieures, nous nous contenterons d'énumerer :

1° Celles que constituent les rameaux perforants de l'arcade palmaire profonde se portant à la face dorsale de la main et allant s'unir aux artères interosseuses dorsales.

2° Celles qui résultent de la réunion des artères interosseuses palmaires superficielles et des interosseuses palmaires profondes.

Aussi, qu'on vienne à lier l'artère radiale, le sang

revient par les anastomoses cubitales, *et vice versa.*

La ligature des deux artères n'a pas non plus toujours donné les résultats auxquels on devait s'attendre. De nombreuses anomalies viennent trop souvent compliquer une situation bien embarrassante, exposer à commettre des erreurs de diagnostic graves, et rendre l'opération inutile.

On a vu la radiale communiquer avec l'humérale au moyen d'un *vas aberrans.* On a vu aussi deux radiales, une antérieure, l'autre postérieure, et *la radiale accessoire* être plus volumineuse et plus superficielle que la radiale normale. Ces deux radiales communiquent presque toujours ensemble par des rameaux capillaires très-nombreux. Tantôt les branches collatérales de la radiale sont multipliées, tantôt au contraire la récurrente radiale manque. Alquié cite une triple terminaison de la cubitale faisant suite à un tronc de 4 centimètres (1).

J'ai vu la cubitale naître de l'humérale au-dessus du pli du coude et dans son trajet à travers les régions brachiale et huméro-cubitale, être située immédiatement au-dessous de l'aponévrose.

Le tronc des interosseuses peut provenir de l'humérale de l'axillaire et même de la radiale à sa partie supérieure. Paulet (2) l'a vu deux fois fournir les artères de la paume de la main et des doigts.

L'artère du nerf médian peut être extrêmement développée, et M. Dubreuil (3) se pose la question de savoir si « le développement extrême de l'artère « du nerf médian, l'anastomose de l'interosseuse anté-

(1) ALQUIÉ. Observations et réflexions sur la ligature des principales artères, *Gaz. médic.,* 1841, et *Gaz. des hôpitaux,* 1853.

(2) PAULET. *Anatom. Topographique.*

(3) DUBREUIL. Loc. cit., p. 176.

« rieure avec l'arcade palmaire superficielle, ne sont
« pas des arguments significatifs à opposer à la liga-
« ture isolée de la radiale, de la cubitale et même en
« certaines circonstances des deux, à l'occasion des
« hémorrhagies traumatiques de la main ?... »

Lisfranc fut obligé de lier au poignet la radiale, la
cubitale, et une artère médiane.

Est-il même besoin, comme le font ces auteurs,
d'invoquer ces anomalies pour rejeter la ligature
de la radiale et de la cubitale au poignet ? N'existe-t-il
pas une artère capable de ramener à la main le
sang de la partie supérieure de l'avant-bras ? L'artère interosseuse antérieure, après avoir traversé
le ligament interosseux à sa partie inférieure ne
va-t-elle pas s'anastomoser avec les artères de la
face dorsale de la main ? C'est là une voie déri-
vative ouverte au sang. En admettant même que
l'hémorrhagie cessat dans les quelques jours qui
suivent la ligature, qui pourrait affirmer qu'elle ne se
reproduirait pas secondairement alors que l'interosseuse se serait lentement dilatée et serait devenue
plus perméable ? La pratique a confirmé ces données
de la théorie, et dans un cas où il n'y avait aucune
anomalie des artères de l'avant-bras, M. Dubreuil (1) a
vu l'hémorrhagie persister après la ligature de la
radiale et de la cubitale.

La ligature de l'humérale est tout aussi incertaine
il n'y a chance de réussite qu'en appliquant la
ligature très-haut sur le tronc de l'humérale (2).
M. Dubreuil (3) a fait l'expérience suivante sur le

---

(1) DUBREUIL. Loc. cit., p. 189.

(2) POURCHER. De la ligature de l'humérale à sa partie supérieure
dans les hémorrhagies de la main. Th. Paris, 1870.

(3) DUBREUIL. *Société de chirurgie*, séance du 12 août 1874.

cadavre : d'un côté il ouvre l'arcade palmaire superficielle, de l'autre côté l'arcade palmaire profonde. Il
pousse ensuite une injection de liquide non coagulable
dans les artères sous-clavière; le liquide sort des deux
côtés par les plaies artérielles. Puis à droite il fait la ligature de l'artère brachiale au-dessous de sa moyenne ;
l'injection poussée par la sous-clavière sort encore par
la plaie de la main. Cette expérience précise le point
où on devra placer le fil constricteur ; c'est-à-dire au-
dessus de l'humérale profonde. Celle-ci se détachant
de l'humérale au niveau du bord inférieur du grand
rond, c'est donc à ce point qu'on devra faire la ligature.

Il ne faudrait pourtant pas s'illusionner, la ligature
de la brachiale au-dessus de l'humérale profonde n'est
pas d'une sécurité absolue, si par une précocité d'origine qui n'est pas rare, un des troncs de l'avant-bras
émerge de cette artère plus haut qu'à l'ordinaire (1),
ou bien encore si la collatérale interne naît au-dessus
de l'humérale profonde. C'est ainsi que Robert (2) et
Key furent appelés à faire la ligature de l'axillaire
après avoir lié inutilement l'humérale à sa partie
supérieure.

M. Michel a essayé de donner une formule générale
de ces anomalies. « Si, écrit-il (3), le nerf médian se
« trouve dans les trois quarts supérieurs du bras en
« arrière d'une artère, au lieu de tenir sa place accou-
« tumée, on peut supposer les anomalies artérielles
« suivantes : une division prématurée de l'axillaire,

(1) Caradec. *Gaz. hebdom.*, 1868.

(2) A. Robert. *Gaz. des hôpitaux*, 1852, p. 231.

Key. *The lancet*, 9 juin 1855, p. 574. Key lia successivement les
deux artères radiale et cubitale, l'humérale et l'axillaire.

(3) *Gaz. hebdom.*, 1855, p. 482, et *Bulletins de l'Académie des
Sciences*, séance du 11 juin 1855.

« en humérale et scapulaire inférieure, ou des radiale
« et cubitale ; une division prématurée de la brachiale,
« des radiale et cubitale ; ou une sorte de bifurcation
« en humérale superficielle et profonde. En second
« lieu l'existence d'une grosse artère au côté interne
« des nerfs dans la partie de l'aisselle située au-des-
« sous du petit pectoral, indique une division préma-
« turée et anormale de l'axillaire en scapulaire com-
« mune et humérale, ou bien en radiale ou cubi-
« tale. »

Cette règle est précieuse. Grâce à elle, on pourra
peut-être éviter une récidive de l'hémorrhagie après
la ligature de l'humérale à sa partie supérieure. Avec
elle le chirurgien qui connaîtra bien son anatomie, et
qui procédera à l'opération de la ligature sera prévenu,
chemin faisant, de l'existence d'une anomalie et
pensera à y porter remède (1).

De cette étude minutieuse nous croyons pouvoir
tirer les deux conclusions suivantes :

1° *Pour que la ligature indirecte soit certaine il est
indispensable que le fil constricteur soit porté sur
l'humérale au-dessus de l'humérale profonde et qu'il
n'y ait pas d'anomalies de l'artère du bras.*

2° *S'il existe des anomalies, le chirurgien sera averti
par la présence du nerf médian en arrière de l'humérale,
et dans ce cas, il devra lier deux artères au bras, ou
plus simplement l'axillaire au-dessus du petit pectoral.*

Mais les ligatures de l'humérale à sa partie supérieure, dans les cas de non anomalies, et de l'axillaire,
dans les cas d'anomalies, si elles sont certaines, ne

(2) Se basant sur les observations de retour de l'hémorrhagie
avec la ligature de la brachiale, ROBERT propose de substituer à
celle-ci la ligature de l'axillaire. (*Bulletin de la Société de chirurgie*, 1848-49, p. 30).

sont pas assez innocentes pour qu'on se décide d'emblée à
les pratiquer. Elles peuvent en quelques jours déterminer l'inflammation et la gangrène de la main et de
tout le membre supérieur, en amener à la longue
l'atrophie ; elles peuvent même être une cause de mort.
M. Martin, qui est partisan de la ligature de l'humérale,
au-dessus des collatérales, dit « que sur trente-trois
« cas de ligature de l'humérale, il n'y a eu qu'un seul
« cas de gangrène qui puisse être attribué à la liga-
« ture (1) ». A cela on peut répondre en demandant
si tous les cas d'accidents sont connus. M. Polaillon,
sur neuf opérations de ligature de l'humérale et
deux opérations de ligature de l'axillaire, compte
deux morts (2) ; chez un malade traité par Soulé, la
ligature de l'humérale fut impuissante à arrêter l'hémorrhagie, il fallut faire l'amputation.

Une dernière remarque, pour terminer ce qui a rapport à la ligature hors de la plaie :

La ligature indirecte réussit d'autant mieux qu'elle
est pratiquée à un moment plus éloigné du début de
la blessure. On aura moins de probabilités de succès
contre une hémorrhagie primitive que contre une hémorrhagie secondaire précoce ; contre une hémorrhagie secondaire précoce que contre une hémorrhagie
secondaire tardive.

Cela est facile à comprendre. Si on lie le tronc
principal d'un membre, les artères collatérales, reliant
les parties supérieures aux parties inférieures, devront,
à moins d'accidents de gangrène, lentement se dilater
et devenir perméables pour apporter aux tissus la nu-

(1) MARTIN. Étude sur les plaies artérielles de la main et de la
partie inférieure de l'avant-bras. Th. Paris, 1870, p. 81.

(2) *Gaz. médic.* Paris, 1837, p. 392 et Th. le Guern, Paris, 1864,
p. 25, observ. de KEY et de A. ROBERT.

trition et la vie. Si l'on a affaire à une hémorrhagie
primitive, la circulation pourra se rétablir dans les
branches vasculaires périphériques avant la période
de suppuration ou dès le commencement de cette période, alors que les bourgeons charnus développés sur
les gaînes vasculaires n'auront pas encore eu le temps
de réunir les parois opposés des vaisseaux et de constituer un opercule assez solide pour résister à la pression du sang.

Contre une hémorrhagie secondaire tardive, quand
la plaie est en bonne voie de bourgeonnement, un
arrêt momentané du sang, peut donner au tissu em-
bryonnaire le loisir de s'organiser. Cette organisation
exigera d'autant moins de temps, que les bourgeons
charnus seront plus nombreux et plus volumineux,
que le tissu amorphe, granuleux et vasculaire qui les
constitue se rapprochera de la forme fibro-plastique ;
en un mot, que la plaie sera plus ancienne.

Cliniquement ce fait avait été très-bien vu, et
c'était même une des raisons qui avait fait préférer à
Dupuytren, la méthode d'Anel à la ligature, dans une
plaie en suppuration. M. Lefort attache aussi une juste
importance au temps écoulé depuis la blessure jusqu'à
l'opération. M. Le Dentu soulève la même question (1) : « Peut-être y aurait-il lieu, dit-il, de poser
« des indications différentes pour les hémorrhagies
« primitives ou secondaires, mais ce point très-impor-
« tant n'a point encore suffisamment attiré l'attention
« des chirurgiens. » Cette idée est celle qui nous a
guidé dans la rédaction de ce travail ; nous avons fait
tous nos efforts pour élucider d'une manière précise,
aussi bien pour la ligature directe que pour la ligature

____

(1) *Nouveau dictionnaire de médecine et de chirurgie pratique. Art. Main.* Paris, 1875.

indirecte, une question si grosse de difficultés. Dans ce cas particulier nous pensons que le *chirurgien doit non-seulement se préoccuper du point de l'artère et du choix de l'artère à lier, mais encore de l'âge de la plaie.*

LIGATURE DIRECTE. — Dans la séance du 14 août 1874, que la Société de chirurgie a consacrée à la question des plaies de la main, la majorité des membres présents à la discussion s'est prononcée en faveur de la ligature dans la plaie de l'artère blessée, comme étant le seul moyen efficace d'arrêter l'hémorrhagie. M. le Dr Le Dentu, dans une leçon clinique faite à l'Hôtel-Dieu, au mois d'août 1875, à laquelle j'assistai, a émis la même opinion (1).

Nous professons le plus grand respect pour les décisions des chirurgiens de nos jours ; mais il nous semble qu'à la Société de chirurgie on eût pu davantage tenir compte des sentiments de la minorité. Aussi une réaction en sens inverse n'a pas tardé à se faire et beaucoup de chirurgiens habiles et érudits n'ont pas craint, malgré le verdict rendu, de montrer ce qu'avait d'exagéré l'application continuelle de la ligature dans la plaie. Dans une thèse toute récente (2), M. Belhomme n'hésite pas à soutenir que la Société de chirurgie a été trop explicite, que dans certains cas la compression peut amener la guérison aussi bien que la ligature et sans avoir parfois les mêmes inconvénients.

Tel est aussi notre humble avis. Nous pensons qu'aujourd'hui deux modes de traitement restent en pré-

(1) Cette leçon rédigée par mon excellent ami GARNIER, interne des hôpitaux, a paru depuis dans les journaux de médecine.

Voir aussi l'art. plaies de la main, par M. LE DENTU, dans le *Nouveau dictionnaire de médecine et de chirurgie pratiques.*

(2) *Thèse,* Paris, 1875.

sence : la compression et la ligature directes (1). Le tout est de poser des indications pour chacun d'eux. Question épineuse, qui, bien que déjà soulevée, ne nous paraît pas avoir été tranchée dans tous ses détails, et que nous allons essayer de résoudre.

Tout d'abord nous séparerons la ligature d'emblée de la ligature dans une plaie en suppuration. Si donc on est en présence d'une hémorrhagie primitive, que doit-on faire? Plusieurs cas peuvent se présenter :

La plaie est large et profonde, la section des tissus très-nette. — On devra débarrasser la plaie des caillots qui masquent les artères, écarter légèrement les bords, et lier les vaisseaux blessés. Les jets de sang qui se produisent librement au dehors servent de jalons et permettent de placer les fils sans aucune hésitation. La ligature des bouts inférieurs est formellement indiquée. — Si les extrémités artérielles s'étaient rétractées au milieu des parties molles un petit débridement serait tout au plus permis. Inutile d'insister sur ce moyen de traitement dont chacun pressent l'immense supériorité. — Nous l'avons employé une fois, alors que nous étions interne à l'hôpital général de Tours, et il nous a entièrement réussi.

On avait amené pendant la soirée, dans le service de chirurgie, un jeune garçon boucher qui, dans une rixe, avait reçu un coup de couteau dans la région thénar; la plaie siégeait à un travers de doigts au-dessous de l'interligne du poignet, l'artère radio-palmaire était coupée, et le sang sortait en jet saccadé du bout supérieur que l'on pouvait facilement apercevoir,

---

(1) On verra plus loin pourquoi nous éliminons la cautérisation, qui, malgré les progrès de la chirurgie actuelle, restait souvent comme unique ressource.

tandis que le bout inférieur, rétracté au milieu des parties molles, n'étant le siége d'aucun écoulement, était à peine appréciable. Avec l'aide de mon très-distingué collègue et ami M. le Dr Maurice Viollet, nous pratiquâmes la ligature des deux bouts de l'artère dans la plaie. L'opération s'accomplit à notre entière satisfaction, et ne fut suivie d'aucun accident.

La plaie est petite, profonde, étroite, anfractueuse, ses bords sont déchiquetés, irréguliers ; les extrémités artérielles sont cachées au milieu des tissus violemment contusionnés.

D'après l'avis de la Société de chirurgie, on doit, sans s'inquiéter de la nature et de la profondeur de la plaie, débrider largement, ne pas hésiter à faire toutes les incisions possibles pour découvrir le vaisseau. M. le Dr Belhomme, dans la thèse faite sous l'inspiration de M. Desprès (1), assure cependant que si une plaie artérielle est produite par un instrument piquant (piqûres par une pointe d'aiguille, de couteau ou de scalpel) on peut être à peu près certain du succès par la compression directe. On pourrait être non moins affirmatif pour les plaies longitudinales dans lesquelles les bords continuellement rapprochés par la tension des fibres élastiques peuvent aisément se cicatriser. — Telles seraient encore les plaies transversales dans lesquelles le quart du vaisseau aurait été à peine entamé. Follin (2) et Nélaton (3) s'accordent pour reconnaître que la piqûre et la section n'atteignant pas le quart du diamètre d'une artère sont les circonstances les plus favorables au traitement par la compression immédiate.

(1) Belhomme. Th. cit., p. 13.
(2) Follin. *Traité de pathologie externe*, t. II, p. 256.
(3) Nélaton. T. III du *Dict. encyclop.* Art. Artères.

Ici se présente une difficulté ! Comment établir le diagnostic entre ces diverses lésions vasculaires, surtout si la plaie est excessivement étroite ou très-profonde? On s'est appuyé sur les commémoratifs, la forme de l'instrument vulnérant, la direction de la plaie, le volume du jet de sang, etc., etc.

En ce qui nous concerne, nous sommes pertinemment convaincu que, dans tous les cas que nous venons d'énumérer, la compression peut donner d'excellents résultats, toutefois comme il nous paraît cliniquement très-difficile, sinon impossible, d'établir un diagnostic entre ces diverses espèces de plaies, nos seuls guides dans le choix de notre traitement seront la profondeur de la plaie et les grands délabrements que causeraient la recherche du vaisseau coupé.

Si la plaie est étroite, mais que le lieu où elle siége donne la certitude que l'on a affaire à une artère superficielle ; que pour découvrir la lésion artérielle on ne soit pas obligé de faire de trop grands débridements, on devra agrandir l'ouverture de la solution de continuité selon le trajet connu de l'artère et placer les ligatures ; dans les cas contraires, on devra comprimer.

La ligature de l'arcade palmaire superficielle que nous adoptons avec ces restrictions dans les cas d'hémorrhagie primitive dans une plaie étroite, n'est pas une opération aussi facile qu'on pourrait le croire. La multiplicité des procédés opératoires proposés, prouve peu en faveur de leur certitude. — La ligne indiquée par M. Richet nous retrace seulement la direction de la partie cubitale de l'arcade.

M. Bœckel indique le moyen suivant pour arriver sur la convexité de cette arcade (1) : « Mettez, dit-il,

(1) Bœckel. *Gaz. médic.* de Strasbourg, 1861, p. 104.

« le pouce dans la plus grande adduction possible,
« puis dans le prolongement de son bord cubital, tra-
« cez une ligne à travers la paume de la main. Au
« devant de cette première ligne, que je pourrais nom-
« mèr ligne de recherche, tracez-en une seconde, pa-
« rallèle à la première, et d'un centimètre plus rap-
« prochée des doigts, ou pour mieux dire placée au
« milieu, entre la première ligne et le pli cutané
« moyen de la main, vous serez alors exactement sur
« le trajet de l'arcade superficielle. Il suffira d'inciser
« la peau et les fibres de l'aponévrose palmaire pour
« voir apparaître l'artère couchée *snr un coussinet*
« *graisseux qui la sépare des tendons et des nerfs.* »
Ce coussinet graisseux, qui éloigne l'artère des gaînes
tendineuses et des nerfs, noùs préviendrait assez en
faveur de la ligature de l'arcade palmaire superficielle
dans tous les cas, si cette opération très-aisée sur le
cadavre, n'était très-difficile sur le vivant, dans les
plaies plus ou moins irrégulières, au dire des chirurgiens qui l'ont entreprise (1).

M. Guyon affirme qu'en suivant une ligne transversale partant du pouce, on trouve facilement l'arcade (2).
M. Pingaud a été conduit par une série de recherches
à modifier ces procédés, il donne comme point de
repère l'angle formé par le pli cutané moyen et l'axe
de la main. Le professeur Michel indique le trajet
d'une ligne allant du pisiforme à la partie antérieure
du deuxième espace intermétacarpien.

Dans le doute, les chirurgiens négligent presque
toujours les moyens proposés, et cherchent à tirer
parti de la plaie des téguments.

Outre ce manque de précision opératoire, les ano-

(1) PAULET et SARRAZIN, Anat. chirurg, t. II.

(2) *Sociélé de chirurgic*, séance du 12 août 1874.

malies artérielles sont aussi fréquentes à la main qu'à l'avant-bras et au bras. Comment savoir si la distribution des artères de la main est normale ? Comment reconnaître à l'avance si la solidarité parfaite qui doit régner entre tous les vaisseaux de ce système artériel existe ? Les augmentations de volume n'ont ici qu'un faible intérêt pratique, mais une disposition insolite des artères peut nécessiter de grandes recherches, et rendre très-désastreuse même la ligature de l'arcade palmaire superficielle.

Les deux arcades palmaires peuvent manquer complétement et alors la radiale et la cubitale se terminent isolément dans la main, sans avoir aucune communication (1).

L'arcade palmaire superficielle peut seule manquer on être fournie isolément par la cubitale.

Lauth a vu deux arcades superficielles, l'une naissant de la cubitale et l'autre de la branche dorsale de la radiale.

L'arcade profonde, moins sujette à varier, peut faire complétement défaut (2).

J. Cruveilhier a vu (*Anatom. descript.*) une arcade profonde, formée par l'artère dorsale du deuxième espace interosseux, qui s'enfonçait entre les extrémités supérieures des deuxième et troisième métacarpien.

M. Richet, allant plus loin que nous, n'admet pas la

---

(1) Dubreuil. Loc. cit., p. 187. M. Belhomme dit avoir rencontré un cas de ce genre (Th. cit., p. 8). Il n'y avait pas d'arcade palmaire superficielle, la radio-palmaire se perdait dans l'éminence thénar ; la cubitale et la radiale fournissaient isolément les interosseuses palmaires sans qu'il y eut trace d'arcade palmaire profonde. — Broca, *Bulletin de la Société anatomique,* 1849.

(2) Dubreuil. Loc. cit., p. 156.

ligature d'emblée de l'arcade palmaire superficielle
dans les conditions que nous avons exposées : « Quant
« à la ligature dans la plaie, dit-il, c'est une opération
« qu'il faut rejeter en thèse générale, tant à cause de
« l'incertitude qu'elle présente, qu'en raison des dan-
« gers auxquels expose la recherche toujours labo-
« rieuse des extrémités artérielles, au milieu du
« paquet des tendons fléchisseurs et les ramifications
« nerveuses de la gaîne palmaire (1) ». Pour lui, si on
acquiert la conviction que l'une des arcades a été inté-
ressée, la première chose qu'il faut tenter pour arrêter
l'hémorrhagie, c'est la compression, soit directe soit
exercée simultanément, sur la radiale et la cubitale.
Telle est à peu près l'opinion que M. Herrgott soutint
aussi devant la Société médicale de Strasbourg en
1866.

*Nous proscrivons formellement la ligature de l'ar-
cade palmaire profonde dans une plaie irrégulière et
étroite, dans le cas d'hémorrhagie primitive,* en raison
de l'absence de règles précises de médecine opératoire,
de la possibilité des anomalies, des dangers auxquels
on expose le malade en faisant de longues recherches,
et en portant le bistouri dans une région aussi riche
en vaisseaux et en nerfs que la paume de la main.
On peut couper de nouvelles branches artérielles,
aggraver l'hémorrhagie en voulant la guérir ; on peut
sectionner les filets nerveux qui donnent la sensibilité
et le mouvement à la main et aux doigts; on ouvre les
gaînes tendineuses qui s'enflamment. C'est avec raison
qu'on a reproché aux débridements de causer des

---

(1) Richet. *Anal. chirurg.*, p. 959.

désordres tels que le plus souvent le blessé perdait l'usage de la main.

M. Bérard a montré les dégâts qu'occasionne la ligature de l'arcade profonde à son origine (1) : « Divi-
« sion de la peau, d'une couche dense de tissu cel-
« lulaire graisseux, de l'aponévrose palmaire, section
« inévitable de plusieurs branches du nerf médian,
« incision de toute l'épaisseur du muscle court fléchis-
« seur du pouce, dissection du bout périphérique du
« vaisseau divisé en ménageant les tendons du long
« fléchisseur du pouce et les tendons superficiels et
« profonds du doigt indicateur. » Une fois cependant M. Verneuil a fait cette ligature dans le premier espace interosseux (2), mais tous les chirurgiens seraient-ils assez hardis et assez habiles pour oser l'entreprendre?

Dans la région hypothénar, il faudrait redoubler de prudence ; c'est au milieu des masses musculaires qu'on trouverait la branche palmaire profonde de la cubitale. Elle s'enfonce entre le court abducteur et le court fléchisseur du petit doigt, puis se dirige de dedans en dehors entre le court fléchisseur et l'opposant. Elle est accompagnée dans son trajet par un rameau du nerf cubital qui lui est très-adhérent. Pour lier la cubito radiale, il faudrait diviser la peau, le tissu adipeux de l'aponévrose palmaire, le muscle cutané palmaire, la dernière interosseuse palmaire superficielle, et les ramifications très-grêles qu'elle fournit aux tendons et aux téguments de la main, le rameau cutané de la branche antérieure du nerf cubital qui descend verticalement le long de la partie externe de l'éminence hypothénar.

(1) Bérard. Loc. cit.

(2) Martin. Th. cit. observ. X.

A la paume de la main, la ligature, encore plus dangereuse, est presque impossible. On peut blesser l'arcade palmaire superficielle et les branches qui en émanent, les rameaux du nerf médian et du cubital, les tendons des fléchisseurs profonds et superficiels, on ouvre fatalement les gaînes tendineuses. *L'arcade palmaire profonde et ses branches, fixées par une lame aponévrotique contre les métacarpiens ne peuvent être saisies.* Hulke écrit : « L'hémorrhagie provenant d'une bles-
« sure de l'arcade palmaire profonde, est un accident
« très-embarrassant pour le chirurgien, à cause de la
« difficulté, souvent reconnue, de trouver les extrémités
« divisées du vaisseau placé à une distance considérable
« de la surface, contre les os, *et dans une plaie, qui,*
« *par ses rapports anatomiques, ne peut être élargie à*
« *volonté.* Aussi, dans ces cas, est-il toujours nécessaire
« de s'écarter de la règle universellement admise pour
« les autres régions, à savoir de lier le vaisseau dans
« la plaie et de chercher un autre mode de traitement
« pour arrêter l'hémorrhagie (1). » Erichsen (2) dit que pour les blessures de l'arcade palmaire profonde, la ligature est impossible et qu'on doit préférer la compression. Sous aucun prétexte, conclut M. Martin, on ne devra faire de débridement (3).

Nous ne connaissons que quatre cas de ligature de l'arcade palmaire profonde et encore l'opération fut-elle des plus laborieuse et presque toujours suivie d'accidents (Manoury, Chassaignac, Verneuil, Gross). Aussi la ligature de l'arcade palmaire profonde passe-t-elle encore aujourd'hui pour une opération d'amphithéâtre. Si elle est considérée comme telle dans les

(1) HOLMES. Loc. cit. p. 759.

(2) ERICHSEN. *Art aud science of surgery*, 1872.

(3) MARTIN. Loc. cit. p. 72.

hôpitaux, où le chirurgien a des aides nombreux et expérimentés, comment oser l'entreprendre dans la pratique usuelle où tout fait défaut !...

On a proposé pour cette ligature l'application de l'appareil d'Esmarck, nous admettons bien volontiers que cette appareil puisse rendre ici de grands services, mais tous les chirurgiens ne le possèdent pas, et dans un cas pressant, on peut ne pas avoir le temps de l'appliquer. Je n'ignore pas que la bande d'Esmarck a facilité à MM. Le Dentu et Dolbeau la ligature de l'arcade palmaire superficielle, mais elle n'a pas été employée, que je sache, pour la ligature de l'arcade palmaire profonde. Il est possible que la bande élastique supprime la plus grande partie des difficultés opératoires de cette ligature, mais il n'existe pas d'observations à l'appui.

Dans les cas d'hémorrhagies tardives, alors que la plaie est en pleine suppuration et que les parties molles sont tuméfiées, nous rejetons la ligature de l'arcade palmaire superficielle aussi bien que la ligature de l'arcade palmaire profonde. Certes la ligature dans une plaie en suppuration a été parfois suivie de succès, mais on ne saurait compter sur elle lorsque l'infiltration sanguine est considérable et dérobe les vaisseaux coupés à toutes les recherches, lorsque la main est œdématiée et gonflée par l'inflammation, lorsque la plaie est profonde, étroite, irrégulière, et que l'on a eu la malencontreuse idée de réprimer l'hémorrhagie primitive avec du perchlorure de fer.

Autrefois on croyait que les artères placées au milieu de plaies en suppuration devenaient plus friables. Dupuytren, et beaucoup de chirurgiens, liaient loin de la plaie afin d'être sûrs d'agir sur une portion saine du vaisseau. Nélaton a essayé de prouver, par des expériences faites sur des animaux et des moignons d'amputés, que la friabilité des artères baignées par le pus est une pure fiction et que les parois artérielles ne se rompent pas sous la striction du fil à ligature. C'est sur une plaie ancienne de la main, chez un malade qui, dans l'espace de 25 jours, avait eu 14 hémorrhagies, qu'il fit pour la première fois l'application de sa méthode; il obtint un entier succès. Depuis il a fait des ligatures dans des plaies en suppuration et il a « remarqué, dit-il, que si les fils tombent plus vite « que lorsqu'on les applique sur des artères récém- « ment coupées, ils ne tombent pas assez tôt pour « qu'un caillot solide n'ait eu le temps de se former. »

Cette règle ne saurait être acceptée comme l'expression de la vérité dans tous les cas. Pendant la guerre de 1870, nous avons eu l'occasion de voir un jeune sous-lieutenant d'infanterie, qui avait reçu un coup de sabre sur la face antéro-interne du bras droit qui lui avait coupé l'artère humérale un peu au-dessus du pli du coude. Au lieu de faire aussitôt la ligature du vaisseau blessé dans la plaie, on se borna à le comprimer à l'aide du tourniquet de J.-L. Petit. Par suite des mouvements des troupes, ce malade, un mois après sa blessure, alors que la suppuration était bien établie, fut évacué sur l'hôpital de Tours. Le lendemain de son arrivée, une hémorrhagie abondante se déclarait, et M. Thomas, chirurgien en chef de l'hôpital, prévenu en toute hâte, pratiquait la ligature de l'humérale à sa partie supérieure. Le surlendemain, les fils tombaient et l'hémorrhagie se reproduisait. On fit une nouvelle ligature au-dessus de la première; six jours après les fils tombaient encore et l'hémorrhagie réapparaissait. M. Thomas se décida alors à lier l'axillaire, mais ces hémorrhagies successives avaient tellement épuisé le malade qu'il succomba peu d'heures après.

Tâchons d'expliquer ce fait qui est en contradiction formelle avec la doctrine de Nélaton ! En nous occupant de la pathogénie des hémorrhagies tardives de la paume de la main, nous avons démontré que la préservation des artères dans un foyer de suppuration était due à la présence de la gaîne celluleuse qui les protége. Que celle-ci s'enflamme ou disparaisse il y a de grandes chances pour la mortification du vaisseau, et pour une récidive de l'hémorrhagie. De même, des artères qui traversent un foyer d'inflammation ou de suppuration peuvent supporter la ligature, si l'altération n'a pas attaqué la gaîne et la tunique celluleuse, s'il n'y a pas périartérite. Nélaton a, sans doute, éclairé la chirurgie en démontrant que les artères placées dans de semblables conditions ne s'enflamment que rarement, mais il ne faut pas nier sous une forme absolue la sécabilité des artères enflammées et Dupuytren ne s'était pas tant trompé en redoutant ce danger (1).

En 1827, M. Chassaignac ne put jeter de fils à ligature sur les vaisseaux, tant les tissus étaient friables. M. Martin (2) croit à la possibilité de ce ramollissement des tuniques artérielles, tout en le considérant cependant comme exceptionnel. « Ce n'est pas à dire, dit-il, « que la ligature peut toujours être pratiquée, les « objections qu'on a faites à ce procédé n'en existent « pas moins, le tissu de l'artère peut être tellement « ramolli qu'il se déchire au moindre contact, mais

______

(1) *Consulter*. Courtin, Th. cit. Paris, 1848. — Notta, *Thèse*, Paris, 1850 ; Cauchois, th. cit. p. 52 ; Cocteau, th. cit. ; Dunogier ; de la chute prématurée des fils à ligatures. Th. Paris, 1875.

(2) Martin. Th. cit. p. 73.

« ces faits sont exceptionnels ». M. Marjolin, dans la
dernière séance que la Société de chirurgie a consacré
à la discussion des hémorrhagies de la main, a donc
donné exactement l'état de la science lorsqu'il a avancé
qu'il y a des cas où la ligature est impossible : dans
certains foyers en suppuration par exemple; qu'alors
les deux bouts de l'artère sont friables et ne supporte-
raient point le fil constricteur. Or, avant l'opération,
comment savoir si on ne se trouvera pas en présence
d'un de ces cas exceptionnels, si la gaîne des vaisseaux
ne sera pas enflammée, s'il n'y aura pas périartérite ?
Il n'existe aujourd'hui aucun moyen de diagnostic ;
c'est pourquoi nous ne voulons pas entreprendre à
l'aventure une opération inutile dans certains cas im-
prévus et nuisibles dans tous.

Pour terminer ce qui a trait à la ligature dans une
plaie en suppuration, ajoutons qu'un malade de Dupuytren succomba à l'infection putride; que plusieurs fois
elle fut suivie de phlegmons de la main et de l'avant-
bras. Périat rapporte un fait dans lequel la ligature
des deux bouts fut insuffisante; il fut obligé de rechercher l'interosseuse et de comprimer l'humérale. Enfin,
dans un dernier cas, les recherches restèrent infructueuses (Paulet).

CautÉRISATION. — La cautérisation tombée, sinon
dans l'oubli, au moins dans le plus complet discrédit,
depuis la découverte de la ligature, était autrefois le
seul moyen hémostatique connu. Le cautère au fer
rouge est encore le meilleur agent de cautérisation.
Pour obtenir un arrêt plus certain du sang, il faut que
le cautère soit porté au rouge sombre, dans ce cas les
tuniques artérielles se rétractent sans s'escharifier de
manière à fermer entièrement la lumière du vais-

seau (1). Beaucoup de chirurgiens ont été à même d'apprécier les résultats qu'elle donne quand tous les autres moyens ont échoué (2). Aussi concluerions-nous que lorsque le chirurgien n'aura pu arrêter une hémorrhagie primitive ou consécutive de la main, par la ligature dans la plaie, la compression directe ou la ligature de la radiale et de la cubitale, il devra avoir recours au cautère actuel, avant de tenter la ligature si dangereuse de l'humérale ou de l'axillaire, si nous ne pensions avoir un mode de traitement beaucoup plus efficace, la compression par l'éponge préparée.

(1) BOUCHACOURT. Th. Paris, 1836.

(2) L. LE FORT. *Société de chirurgie,* 1874; MARTIN, th. cit. p. 84; JOBERT de LAMBALLE, *Bulletin de thérapeutique,* 1847, etc., etc.

NOTA. — Pour être complet il nous resterait à parler de l'*acupressure* que SYME (*d'Édimbourg*) a proposé dans ces dernières années pour les plaies des artères athéromateuses, et qui consiste à comprimer les artères sur des aiguilles d'une longueur variable qu'on passe au-dessous de ces vaisseaux à travers les parties molles et qu'on laisse en place de un à trois jours jusqu'au moment où l'on suppose que s'est faite l'oblitération artérielle. L'*acupressure*, remplie d'inconvénients et de dangers, n'a pris qu'une place très-restreinte dans la pratique de la chirurgie, et nous n'avons pas rencontré d'observation qui indique qu'elle ait été employée contre les hémorrhagies de la main.

CHAPITRE II

DE L'EMPLOI DE L'ÉPONGE PRÉPARÉE

Historique.

L'éponge ordinaire et surtout l'éponge préparée à la ficelle ont été employées depuis longtemps contre les hémorrhagies. On a eu recours à elles pour arrêter le sang provenant de blessures des artères profondes, de la jambe, de la fesse, de l'épaule, de l'aisselle et même de la partie postérieure du cou. Demarquay s'en servait avec succès contre l'hémorrhagie en nappe consécutive, à l'extirpation du cancer de l'extrémité inférieur du rectum (1). D'une manière générale, on peut dire qu'on a adopté ce moyen hémostatique pour toutes les régions dans lesquelles le cautère actuel, la ligature, la forcipressure ne pouvaient être mises en usage.

A notre connaissance, c'est M. Sédillot qui, le premier, appliqua l'éponge ordinaire au traitement des hémorrhagies de la main.

D'abord ce fut sur un jeune homme dont les premiers doigts de la main droite avaient été pris et écrasés sous une machine. Le 13 mai 1841, M. Sédillot pratiqua l'amputation de la tête du troisième métacarpien ;

(1) MARCHAND. Étude sur l'extirpation de l'extrémité inférieure du rectum, th. Paris, 1873.

le sang s'écoula en grande abondance et avec force par les deux branches collatérales de l'arcade palmaire superficielle et quelques ramuscules de l'arcade palmaire profonde. Il plaça dans la plaie une éponge imbibée d'eau de Pagliari ; l'hémorrhagie ne reparut pas. Le lendemain il enleva l'éponge et le malade guérit sans accidents (1).

La seconde fois, en 1851, ce fut pour une hémorrhagie de la main consécutive à une plaie par arme à feu. On avait inutilement employé le tamponnement et la compression des artères radiale et cubitale, et l'on avait été obligé de placer un tourniquet sur l'artère humérale. Il introduisit dans la plaie un fragment d'éponge trempée préalablement dans le liquide hémostatique de Pagliari, et le laissa trois jours en place. A partir de ce moment la cure se continua sans complications.

Depuis M. Sédillot nous ne croyons pas que l'éponge ordinaire ait été employée en pareille occurence.

Il en est tout autrement de l'éponge préparée qui, après les nombreux succès qu'elle a fournis, a conquis victorieusement sa place parmi les hémostatiques les plus puissants dont dispose la chirurgie moderne. C'est à M. le Dr Herpin, chirurgien en chef de l'hôpital de Tours, que revient l'honneur d'avoir, le premier, attiré l'attention sur les services que pouvait rendre ce précieux agent thérapeutique dans les hémorrhagies de la paume de la main. Ce fut en janvier 1858 que M. Herpin eut l'idée de tamponner une large coupure de l'éminence thénar de la main droite avec des morceaux d'éponge préparée à la ficelle trempés dans du perchlorure de fer. Au bout de quatre mois la guérison était complète. Encouragé par ce premier succès,

____

(1) Sédillot. (Contributions à la chirurgie.) Paris, 1868.

M. Herpin eut de nouveau recours à ce moyen ; toujours une heureuse réussite justifia sa confiance.

En 1869, M. E. Lévy, chirurgien-major en garnison à Tours, qui suivait assidûment les visites de l'hôpital, signala dans la gazette hebdomadaire, deux cas d'hémorrhagies de la paume de la main traitées dans cet établissement et arrêtées à l'aide de l'éponge préparée. La première observation qu'il publie *in extenso*, est, à quelques mots près, celle que M. H. Leconte, mon collègue d'internat, avait recueillie et lui avait communiquée. On ne s'étonnera donc pas de la trouver reproduite ici au nom de ce dernier.

Un interne des hôpitaux de Paris, M. le Dr G. Martin, dans sa thèse inaugurale si remarquable, si complète, et que l'on ne saurait trop lire, consacre quelques lignes à la discussion des observations publiées par M. Lévy. Il incline à croire que ce procédé a tous les inconvénients de la compression directe, et que si l'anévrysme est souvent la conséquence de ce dernier mode de traitement, il peut être souvent aussi le résultat de l'emploi de l'éponge préparée « sans « nul doute, dit-il (1), il faut considérer comme un «. grand avantage la simplicité et la facilité d'applica- « tion, mais sommes-nous certain de ne pas avoir à « redouter, outre l'anévrisme, les accidents que pro- « duit la présence d'un corps étranger dans une plaie, « surtout l'inflammation dans une région où cet acci- « dent prend un grand caractère de gravité ? Enfin, à « la suite de ce procédé, la guérison est lente ; il faut « attendre que l'éponge soit expulsée, ce qui exige un « temps très-long. » M. Martin ajoute que M. Verneuil, qui l'a employée quelquefois, lui a dit n'en avoir jamais obtenu de bons résultats ; l'éponge produisit une

(1) Th. cit. p. 82.

compression si douloureuse qu'il fallut la retirer. En
dernière analyse, il conclut, avec une réserve très-
digne d'approbation, que ce n'est pas d'après deux observations seulement qu'on peut juger un nouveau
procédé thérapeutique.

Une seule chose pourrait paraître extraordinaire
dans le travail si consciencieux de M. Martin : c'est de
voir l'auteur ne discuter que les observations de
MM. Lévy et Leconte ! Jugerait-il donc insuffisantes
ou peu importantes celles de M. Verneuil ?... En réalité
M. Martin avait parfaitement vu les points principaux
sur lesquels devaient porter les recherches des expé-
rimentateurs. Dans nos conclusions, nous tâcherons de
répondre aux questions qu'il a posées.

En décembre 1872, M. H. Leconte, ancien interne
de l'hôpital de Tours, qui avait été témoin des nombreux succès obtenus par les chirurgiens de cet hôpital et les professeurs de l'école de médecine, au moyen
de l'éponge préparée, rassembla tous les cas connus et
fit du traitement par l'éponge préparée l'objet de
sa thèse inaugurale (1). La première partie de cette
thèse est consacrée à une étude rapide des divers
traitements des hémorrhagies de la paume de la
main ; la seconde est exclusivement réservée aux
observations dans lesquelles l'emploi de l'éponge préparée a été suivie de succès, et à une indication très-
sommaire du mode d'application et d'action de cet
agent. M. Leconte ne songe nullement à résoudre les
questions soulevées par M. Martin. En réponse au re-
proche adressé à cette méthode par ce dernier, de ne
pas appuyer ses résultats sur un assez grand nombre

(1) Traitement des hémorrhagies artérielles de la paume de la
main; emploi de l'éponge préparée. H. LECONTE, th. Paris, 26 décembre 1872.

d'observations, il objecte que (1) : « Au point de vue
« de la statistique, ce blâme peut être motivé, mais il
« ne peut constituer une condamnation sans appel, et
« il serait injuste de frapper d'ostracisme le mode de
« pansement que nous proposons parce qu'il n'a pas
« encore reçu la sanction de l'expérience. Son excuse
« est d'être encore trop récent, ou, du moins, de n'a-
« voir pas été suffisamment expérimenté. »

Les conclusions de M. Leconte sont les suivantes :

« Dans une hémorrhagie artérielle de la main, on
« doit tenter en premier lieu la ligature directe des
« vaisseaux divisés, que la plaie soit récente ou en
« suppuration. »

« Si par suite de certaines conditions, la ligature
« directe est rendue impossible, l'éponge préparée
« devient le meilleur mode de traitement et doit être
« employé de préférence à tous les autres. »

Dans les deux dernières thèses parues sur les hémorrhagies de l'avant-bras et de la main, celle de M.
Gross et M. Belhomme (2), le procédé de M. Leconte
n'est cité que pour mémoire.

M. Polaillon, dans son article du dictionnaire ency-
clopédique (main, hémorrhagies, p. 82), ne lui accorde
qu'une simple mention, à titre de renseignement, dans
l'index bibliographique qui termine son travail. M. Le
Dentu, dans son article du nouveau dictionnaire de
médecine et de chirurgie pratiques (main-Lésions-
traumatiques, plaies, p. 325), agit de même ; il n'en
parle en aucune façon dans sa dernière clinique de
l'Hôtel-Dieu.

Il est heureux pour nous que M. Leconte, pressé
par le temps, n'ait pas donné à son travail toute l'am-

(1) *Ibidem*, p. 13.
(2) Voir Gross, th. cit. p. 131, et Belhomme, th. cit. p. 16.

4

pleur qu'il comportait, et n'ait pas épuisé tous les matériaux qu'il avait entre les mains. Après lui, il nous eûtété bien difficile de faire une œuvre originale, et nous aurions dû nous contenter d'apporter comme appoint quelques observations à celles qu'il avait rassemblées avec tant de soin. Interne en même temps que lui à l'hôpital de Tours, et témoin de presque tous les faits qu'il a avancés, notre seul but sera ici de combler les quelques lacunes que notre ancien collègue a bien voulu laisser.

Le traitement des hémorrhagies de la paume de la main, par l'éponge préparée, bien qu'étayée sur un certain nombre d'observations, n'a pas reçu une publicité suffisante. Originaire de province, il n'a pas encore franchi les rayons du cercle étroit où il a pris naissance ; espérons que ces quelques pages engageront les chirurgiens à l'appliquer, et leur feront apprécier les immenses services qu'il peut rendre dans les cas urgents ou désespérés.

OBSERVATIONS

Obs. I. — Sédillot. (*Contributions à la chirurgie
Paris, 1868, p. 6.*)

Un officier de dragons, M. L....., en garnison à
Huningue, fut atteint d'une plaie d'arme à feu, le 24
janvier 1851, et envoyé à l'hôpital militaire de Strasbourg. Une balle de pistolet de calibre avait pénétré
entre les têtes des troisième et quatrième métacarpiens
de la main droite, avait réduit en plusieurs fragments
la. moitié carpienne du premier de ces os, fracturé
avec éclatements multiples le grand os, le trapézoïde,
une portion du trapèze, et s'était aplatie, en y incrus-
tant sur la première rangée du carpe. Dix-huit fragments osseux furent extraits avant de pouvoir ébranler
et amener au dehors le projectile ; je sciai le troisième
métacarpien à deux travers de doigt de sa tête, et je
tentai de conserver ainsi la totalité de la main, malgré
la dénudation et l'attrition des tendons extenseurs des
doigts médius et annulaire et la perte de la moitié
d'un métacarpien et de plusieurs os du carpe.

Le malade, chloroformé, se réveilla fort satisfait
d'une opération dont la durée avait été près d'une
heure, sans qu'il en eût conservé le moindre souvenir.
Il fut traité par les irrigations froides, et n'éprouva
pas jusqu'au huitième jour aucun accident. Ce jour-là
nous fûmes appelé à remédier à une hémorrhagie
artérielle qui donnait une assez grande quantité de
sang par l'unique plaie dorsale de la main, pratiquée

pour procéder à l'extraction des esquilles de la balle.

On avait inutilement employé le tamponnement et la compression des artères, radiale et cubitale, et l'on avait été obligé de placer un tourniquet sur l'artère humérale.

Il me parut téméraire d'aller à la recherche du vaisseau lésé ; c'était s'exposer à produire de très-graves désordres et à provoquer de nouvelles hémorrhagies. Le succès était, en outre, rendu fort incertain par la profondeur et l'étroitesse de la plaie. Lier les artères radiale et cubitale n'était pas un moyen sûr d'arrêter l'hémorrhagie comme je l'ai démontré par l'observation d'un malade auquel j'ai dû lier l'artère brachiale. Cette opération, dont les chances me paraissent plus favorables encore depuis la méthode que j'ai adoptée, n'est cependant pas exempte de danger. Je songeai, en cette difficile occurrence, à l'eau hémostatique que j'avais en ma possession et je crus l'occasion propice d'y avoir recours.

J'en imbibai un fragment d'éponge que j'introduisis dans la plaie et je répétai à trois reprises la même manœuvre. Chaque fois le sang retiré avec l'éponge était plus noir, plus épais et moins abondant, l'éponge était elle-même plus résistante et élastique, et à la troisième application l'hémorrhagie parut arrêtée. Je laissais l'éponge dans la plaie pendant deux jours, et à partir de ce moment la cure se continua sans accidents ; aucune hémorrhagie ne reparut, et après l'extraction, au bout de quatre mois, d'un petit fragment nécrosé de la surface sciée du métacarpien, la plaie dorsale de la main se rétrécit et se ferma ; les mouvements de l'articulation radio-carpienne et des doigts commencèrent à se rétablir, et le malade eut la certitude de pouvoir reprendre son service et continuer sa carrière militaire.

Obs. II. — Sédillot. (*Contributions à la chirurgie,*
Paris, 1868, *Hémostasie.*)

Un jeune homme de 21 ans, Laurent Lublong,
employé dans une fabrique de papeterie, eut les trois
premiers doigts de la main droite pris et écrasés sous
une machine destinée à hacher les chiffons. La deuxième phalange du pouce, les deux dernières phalanges
de l'indicateur et les trois phalanges du médius avaient
été broyées et en partie enlevées.

Je pratique, le 13 mai 1841, l'amputation de la tête
du troisième métacarpien, en présence des élèves de la
clinique et de MM. les D\rs Wieger et Michel, agrégés
de la faculté ; Thinus, chirurgien-major du 12e régiment d'artillerie ; Bolu, Lenoir et Fourquet, médecins
et chirurgiens de l'hôpital militaire ; Kaula, médecin
à Strasbourg; G. Gros, médecin français établi à
Moscou, etc.

Le sang s'écoula en grande abondance et avec force
par les deux branches collatérales de l'arcade palmaire
superficielle et par quelques ramuscules de l'arcade
palmaire profonde (radiale) développés par l'état
traumatique préexistant.

Je plaçai dans la plaie une éponge imbibée de l'eau
hémostatique de Pagliari, je l'y exprimai, ainsi qu'une
seconde et une troisième que j'y maintins quelques
moments. Je l'enlevai alors, et l'on constata la cessa-
tion complète de tout écoulement de sang. Toutefois
par précaution, je remis l'éponge sur la plaie, sans
aucun appareil de contention.

L'hémorrhagie ne reparut pas. Le lendemain, j'enlevai l'éponge, et le malade a guéri parfaitement et
sans accidents.

Obs. III. — Lévy. (*Hémorrhagies de la paume de la main, arrêtées au moyen de l'éponge préparée,* par M. Émile Lévy, médecin-major au 2ᵉ de ligne (Tours). *Gazette hebdomadaire,* 1869, 2 juillet, n° 27, p. 425).

M. X..., jardinier, se fait le 27 mars dernier, avec la serpette qui lui sert à tailler les arbres, une plaie de l'éminence thénar de la main gauche, pénétrant profondément entre le premier et le deuxième métacarpien. Hémorrhagie artérielle considérable pendant près de deux heures. Traitement : Boulettes de charpie imbibées de perchlorure de fer introduites dans le fond de la plaie et recouvertes de charpie sèche. Au bout de quelques jours, l'imbibition des pièces de l'appareil par les liquides et la mauvaise odeur qui s'en dégage, nécessitent un pansement nouveau. Les boulettes de charpie une fois enlevées, on voit suinter à travers celles qui touchent le fond de la plaie quelques gouttes de sang rutilant, et bientôt une véritable hémorrhagie se reproduit.

Extraction des dernières boulettes de charpie. En présence de l'impossibilité d'appliquer une ligature au fond de la plaie noircie par le perchlorure de fer et avant de recourir à la ligature des artères de l'avant-bras, il reste à tenter l'hémostase par l'éponge préparée.

Deux cylindres d'éponge, imbibés de perchlorure de fer, sont couchés dans le fond de la plaie, et maintenus en place par un gâteau de charpie.

L'hémorrhagie ne s'est pas reproduite, et aujourd'hui 20 mai, près de deux mois après l'accident, l'éponge est encore en place, maintenue par les lèvres de la plaie. La partie débordante de l'éponge a été élaguée avec les ciseaux ; mais il est facile de constater qu'à mesure que la cicatrisation s'opère dans le fond de la plaie, le corps étranger tend à être repoussé au dehors.

Obs. IV. — H. Leconte. (*Traitement des hémorrhagies artérielles de la paume de la main. — Thèse,* Paris, 1872, p. 14).

En janvier 1858, le nommé Casimir, domestique à Tours, âgé de 40 ans, se fit une large coupure à l'éminence thénar de la main droite au moyen d'un fragment de verre. La plaie fut pansée avec du baume du commandeur par les sœurs du petit hôpital de St-Gatien.

L'écoulement sanguin s'était arrêté et la plaie paraissait devoir se cicatriser par première intention, quand une hémorrhagie très-grave se déclara vers le septième ou huitième jour et dura environ dix heures. Le malade fut transporté à l'hospice général.

M. Herpin nettoya, agrandit la plaie et lia les vaisseaux que le gonflement et la ramolissement des muscles lui permirent de saisir ; puis un tamponnement fut fait au moyen de boulettes de charpie saupoudrées de colophane.

Au bout de quelques jours, nouvelle hémorrhagie ; le tamponnement, la compression, bien qu'appliqués avec le plus grand soin, ne déterminèrent qu'un arrêt momentané au cours du sang.

Enfin, après plusieurs hémorrhagies consécutives, vers le quinzième jour de l'accident, une hémorrhagie très-violente se déclara pendant la nuit. Le malade, exsangue, paraissait voué à une mort certaine, ou du moins exposé aux dangers extrêmement graves d'une opération *in extremis*, telle que la ligature de l'artère principale du membre, où l'amputation.

M. Herpin eut alors l'idée de tamponner la plaie avec des morceaux d'éponge préparée, trempés dans le perchlorure de fer et maintenus en place par un bandage contentif.

A partir de ce moment toute hémorrhagie cessa.

Le lendemain, les éponges dilatées remplissent toute la plaie et présentent un diamètre d'une pièce de cinq francs ; la main est également gonflée.

Les jours suivants, le gonflement augmente et prend un aspect érysipélateux qui fait craindre un phlegmon de l'avant-bras. Mais la suppuration s'établit et se fait jour à travers les vacuoles de l'éponge ; les accidents inflammatoires ne tardent pas à disparaître.

Chaque jour la plaie est nettoyée et cautérisée au moyen d'injection au nitrate d'argent ou au perchlorure de fer. La suppuration d'abord noirâtre et fétide devint meilleure ; les parties environnantes reprennent leur aspect normal. Chaque jour aussi la partie excédante de l'éponge, poussée au dehors par le tissus inodulaire est excisée. Le malade, soumis à un régime reconstituant, reprend peu à peu des forces. Il quitte l'hôpital au bout de quarante jours, mais la guérison n'est complète qu'environ quatre mois après.

Aujourd'hui la plaie est réduite à une cicatrice très-peu étendue ; tous les mouvements du pouce sont conservés, sauf celui de la flexion, ce qui est dû à la section du tendon fléchisseur au moment de l'accident.

Obs. V. — (*Même thèse*, p. 16) (1).

Henri Guillemin, âgé de 24 ans, fusilier au 2ᵉ ligne, d'une forte constitution et d'un tempérament sanguin.

1ᵉʳ janvier 1869. Cet homme, en état d'ivresse, fit une chute sur un tesson de bouteille qui le blessa à la paume de la main. A la vue du sang qui jaillissait avec abondance de sa blessure, il eut l'heureuse inspiration de tenir pendant quelques minutes sa main sous un jet d'eau froide, puis de l'envelopper fortement avec son mouchoir. Grâce à ce pansement improvisé qu'il conserva toute la nuit, l'hémorrhagie s'arrêta et ne reparut même pas lorsque, le lendemain, le médecin du régiment enleva le mouchoir et appliqua des bandelettes de diachylon pour réunir les lèvres de la plaie. Trois jours après, le blessé entrait à l'infirmerie à cause d'une vive inflammation survenue à la main et qui ne tarda pas à gagner l'avant-bras.

Le 11. Par suite de manœuvres imprudentes de la part du malade, une hémorrhagie se produisit. Quelques boulettes de charpie sèche et un bandage contentif parvinrent à la suspendre. Le blessé fut envoyé ce même soir à l'hôpital.

Le 12. A la visite du matin nous constatons les lésions suivantes : à la face palmaire de la main gauche, plaie longue de 1 centimètre 1/2 à 2 centimètres environ, s'étendant dans le sens transversal et un peu obliquement de haut en bas et de dedans en

---

(1) Cette observation est à peu de chose près celle publiée par M. Lévy. (Voir *Gaz. hebdom.*, 1869, n° 27, p. 425), et qui lui avait été communiquée par M. Leconte.

dehors du troisième au cinquième métacarpien, au niveau du pli moyen, dans cet espace que M. Richet assigne comme point de repère dans la recherche de l'arcade palmaire. Les bords de la plaie, soulevés et comme retroussés par un caillot sanguin, laissent suinter à de légers intervalles quelques gouttelettes de sang. La main tout entière et l'avant-bras sont le siége d'une tuméfaction considérable. Le malade ressent dans les doigts des fourmillements très-douloureux.

Des boulettes de charpie, très-légèrement imbibées de perchlorure de fer, sont appliquées autour du caillot qu'on se donne bien garde d'enlever ; par dessus, charpie sèche ; compression des artères de l'avant-bras au moyen de petites rondelles d'agaric superposées ; enfin bande fortement serrées, reliant entre elles et maintenant en place les différentes pièces du pansement. La main et l'avant-bras, mis pronation, reposent sur un coussin.

Le 13. Pas d'hémorrhagie. Le malade se plaint d'avoir le bras engourdi ; les élancements qu'il ressent dans la main et jusqu'au bout des doigts lui causent de l'agitation et de l'insomnie. Potion calmante.

Le 14. La douleur est telle que le malade demande sans cesse à être délivré de son pansement.

Le 15. Nouvelle hémorrhagie pendant la nuit. Le sang qui coule goutte à goutte a soulevé presque tout l'épiderme de la paume de la main, qui forme ainsi une vaste poche remplie d'un liquide violacé, couleur lie de vin, à demi coagulé. Le caillot ne s'est pas détaché et maintient bouchée en partie l'ouverture de la plaie.

L'épiderme incisé donne issue à un mélange de sang et de pus d'une extrême fétidité. Le derme mis à nu, présente un aspect grisâtre et fournit une légère suppuration. Une traînée d'un rouge foncé, partant du pouce, remonte jusqu'au-dessus du pli du coude. Même pansement, mais moins serré ; frictions sur l'avant-bras d'onguent napolitain belladoné et cataplasmes.

Le soir à 6 heures, hémorrhagie qui nécessite un nouveau pansement.

Le 16. Dans la nuit, nouvel écoulement de sang. L'hémorrhagie est plus abondante que précédemment. La compression des artères de l'avant-bras, la compression directe sur la plaie, la flexion forcée des doigts sur la main et même de l'avant-bras ne produisent aucun résultat satisfaisant. La compression de l'artère humérale au moyen du tourniquet de J.-H. Petit ne peut être supportée par le malade.

En présence d'un fait aussi grave, et dont il n'ose assumer sur lui la responsabilité, M. Bodin, chef de clinique chargé du service, fait mander le chirurgien en-chef, M. le docteur Herpin.

Depuis 8 heures 1/2 jusqu'à 11 heures, compression digitale sur l'artère humérale et sur les artères de l'avant-bras.

Après avoir enlevé le caillot sanguin et l'épiderme auquel il était adhérent, M. Herpin nettoie la plaie à fond, puis essaie de retrouver les deux bouts de l'artère divisée. N'y pouvant parvenir, il introduit alors jusqu'au fond de la plaie, un cylindre d'éponge préparée légèrement imbibée de perchlorure de fer ; puis après l'avoir incisé un peu au-dessus des lèvres de la plaie, il ajoute quelques petites boulettes de charpie, recouvertes de plumasseaux et d'une bande faiblement serrée. Le malade souffre beaucoup pendant le pansement, mais il ne tarda pas à se trouver soulagé. — Potion calmante éthérée. — La journée et la nuit sont bonnes.

Le 17. Le pansement est maintenu en place. Le malade est calme et n'éprouve plus qu'un léger frémissement dans la main. Vers trois heures de l'après-midi on remarque à travers les linges du pansement un suintement plutôt séreux que sanguinolent. Agitation du malade, céphalalgie violente, fourmillements insupportables dans les doigts, mouvement fébrile, nuit sans sommeil. Durant cette même journée, cinq épitaxis, ce qui fait croire à l'hémophilie. — Potion astreingente et calmante.

Le 18. A la suite de mouvements, le suintement se reproduit et devient plus abondant. L'inflammation du bras entre en résolution.

Le 19. Le pansement exhale une odeur assez désagréable, due à la suppuration qui s'effectue sous les linges à la paume de la main.

Le 20. Le malade, constipé depuis six jours, prend un lavement au miel de mercuriale. La partie superficielle du pansement est seule renouvelée. Toujours mêmes douleurs au bout des doigts et fétidité de la main.

Le 21. A sept heures du soir, hémorrhagie légère, bien vite réprimée.

Le 22. Même état.

Le 23. Extrême fétidité de la plaie oblige le chirurgien à défaire le pansement et à remplacer la charpie sèche par de la charpie imbibée d'alcool camphré.

A partir de ce jour, la santé s'améliore : l'appétit et le sommeil ne font plus défaut. L'inflammation de l'avant-bras a complétement disparu.

Le 28. On renouvelle le pansement : une suppuration assez abondante s'établit entre les mailles de l'éponge, surtout dans l'angle interne de la plaie.

2 février. Constipation depuis plusieurs jours. — Purgatif.

Le 12. Le pansement est renouvelé chaque jour.

Le 17. Toute la charpie est enlevée et la plaie lavée à grande eau. On excise chaque jour la partie excédante de l'éponge.

1er mars. Toute suppuration a cessé.

Le 5. L'éponge est entièrement sortie : la cicatrisation est parfaite.

Le 12. Le malade est complétement guéri et quitte l'hôpital pour s'en aller en convalescence.

Obs. VI. — *(Même thèse, p. 19.)*

Le nommé Thoreau (Albert), apprenti confiseur à Châteaurenault, âgé de 17 ans, entré à l'hôpital de Tours, le 19 janvier 1870, portant à la paume de la main gauche une plaie compliquée d'hémorrhagie grave, produite par une chute sur un morceau de verre.

Cette blessure, qui remonte au 5 janvier, détermina, au moment de l'accident, une perte de sang que le malade évalue à plus d'un litre; et si l'écoulement sanguin ne fut pas plus abondant, ce fut grâce à la rigoureuse compression qu'il fit avec son mouchoir.

Le lendemain, le sang ayant reparu, Thoreau se rend chez un médecin, qui tamponne la plaie avec des boulettes de charpie, imbibées de perchlorure, et suspend ainsi l'hémorrhagie pendant deux jours entiers.

Le 9. Nouvelle hémorrhagie. Le médecin recommence avec plus de soin le premier pansement, mais sans plus de succès. L'hémorrhagie se reproduit successivement le 11, le 13 et le 15 du même mois.

Effrayé, le malade va consulter un autre médecin. Ce dernier nettoie la plaie, la débarrasse complétement de tous les caillots et tente, mais en vain, de faire la ligature des rameaux artériels qui donnent du sang. Force lui est de revenir au pansement de son collègue, le complétant par la compression des deux artères de l'avant-bras. Ce pansement, fait le 16 janvier, n'empêche pas le sang de reparaître le 18.

C'est alors que, sur le conseil des deux médecins dont il a reçu les soins, Thoreau se décide à entrer à l'hôpital, c'est-à-dire 14 jours après l'accident.

A la contre-visite du soir, l'interne, cédant aux sollicitations du malade, défait le pansement. Les premières bandes ne sont pas plutôt enlevées, qu'un sang vermeil commence à couler. La compression des artères radiale et cubitale, au moyen de disques d'amadou, et l'application sur la plaie de boulettes de charpie, trempées dans le perchlorure de fer, suspendent pour le moment l'hémorrhagie. Celle-ci se reproduit pendant la nuit, et nécessite un nouveau pansement.

A la visite du matin, c'est-à-dire le 20 janvier, le chirurgien en chef, M. le Dr Thomas, enlève tout l'amas de compresses et de charpie dont la plaie est recouverte. Aussitôt un jet de sang se produit : compression digitale simultanée de la cubitale et de la radiale. La plaie est lavée à l'eau froide, tous les caillots sont enlevés, de sorte qu'il nous est permis d'apprécier la nature, la direction et l'étendue de la blessure.

C'est une plaie par instrument tranchant, mais à bords contus, comme le verre a coutume de le faire. Oblique de haut en bas et de dedans en dehors, elle suit assez exactement la direction d'une ligne étendue du pisiforme au bord inférieur et externe du second métacarpien. Sa longueur est environ de 4 centimètres; l'angle inférieur de cette plaie répond au milieu de notre ligne fictive; l'angle supérieur s'arrête à son tiers supérieur.

Par rapport à l'arcade palmaire superficielle, nous pouvons dire qu'elle représente une corde sous-tendant un arc de la demi-circonférence que forme cette arcade. Cette description fait bien comprendre que l'arcade palmaire superficielle est principalement atteinte, et que les deux jets de sang doivent nécessairement occuper les deux angles de la plaie.

La plaie, bien nettoyée, est remplie d'éponge préparée qu'on maintient par une forte compression. La journée se passe sans le moindre écoulement de sang.

24 janvier. Le sommeil a été impossible à cause de la douleur que le malade ressent dans les doigts : douleur qu'il compare aux élancements d'un panaris. Toutes les pièces du pansement sont enlevées, sauf l'éponge et quelques boulettes de charpie.

Un cercle inflammatoire se dessine autour de la plaie. Même pansement que la veille; compression très-faiblement exercée.

Le 22. Odeur très-fétide du pansement. Quelques gouttelettes de pus suintent à la surface de l'éponge, mais pas une seule goutte de sang. Le malade est toujours privé de sommeil à cause des douleurs qu'il éprouve.

Le 23. Lorsqu'on presse le pourtour de la plaie, une sanie purulente s'écoule à travers l'éponge.

Le 24. Vers cinq heures du matin, le malade est pris d'une nouvelle hémorrhagie, il perd environ 200 grammes de sang. L'interne de garde refait le pansement; l'écoulement s'arrête.

A la visite du matin, M. Thomas, persuadé que les vives douleurs ressenties par le malade sont dues à la compression trop grande qu'exeree à l'intérieur de la plaie la masse d'éponge introduite, la retire toute entière et la remplace par un morceau beaucoup moins volumineux ; puis il refait le pansement.

Le 26. Les douleurs qu'éprouve le malade sont un peu moins vives ; le pansement exhale une odeur fétide, très-incommodante. On saupoudre la charpie de la poudre désinfectante de Desmeaux.

Le 27. Vers trois heures du soir, nouvelle hémorrhagie. L'interne de service se contente de faire une forte injection de perchlorure à travers les mailles de l'éponge, puis refait le pansement des jours précédents. Le sang s'arrête.

Les 28, 29 et 30, le pansement est maintenu intact.

Le 31. L'avant-bras devient le siége d'une angioleucite. On la combat par un large vésicatoire.

3 février. L'angioleucite a presque entièrement disparu, les douleurs et les fourmillements dans les doigts ont considérablement diminué. Aussi le malade goûte-t-il un sommeil plus tranquille. On renouvelle le pansement, mais en partie seulement, et en évitant le plus possible de remuer la main blessée.

Le 7. La plaie est lavée avec de l'eau alcoolisée et l'on enlève avec beaucoup de précaution les boulettes de charpie les plus extérieures.

Le 10. Toute la charpie est enlevée. L'éponge obture complétement la plaie, qu'elle déborde de 1 à 2 centimètres.

Le 13. On excise la portion excédante de l'éponge. Le pus est moins fétide et moins abondant.

Le 16. L'état du malade est des meilleurs ; il dort bien et ne souffre plus.

Le 25. Aucune remontrance ne peut retenir le malade, qui quitte l'hôpital. A cette époque, la guérison n'est pas complète, puisque l'éponge n'est pas entièrement sortie de la plaie, mais, du moins, n'a-t-on plus à craindre l'hémorrhagie, qui n'a pas reparu depuis un mois.

Des renseignements ultérieurs nous apprennent que ce malade est parfaitement guéri.

Obs. VII. — *(Personnelle.)*

Le mercredi 19 septembre 1876, on amenait à ma consultation le nommé Georges G..., âgé de 6 ans, demeurant à Tours, atteint d'une blessure de la paume de la main.

Cet enfant, d'une bonne santé habituelle et d'une excellente constitution, était tombé en jouant avec ses camarades, et sa main, instinctivement projetée en avant, avait porté sur un tesson de bouteille. La mère, effrayée à la vue du sang coulant avec abondance, conduisit son enfant chez un pharmacien qui arrêta l'hémorrhagie en comprimant directement la plaie à l'aide de boulettes de charpie imbibées de perchlorure de fer et maintenues avec une bande.

Deux heures après, l'hémorrhagie se reproduisait et madame G..., de plus en plus inquiète, se décidait à m'amener le petit blessé. Après avoir fait comprimer par deux des assistants les artères radiale et cubitale, au poignet, j'enlevai le pansement. La plaie, débarrassée de tous les caillots et nettoyée à fond, je constatai les lésions suivantes :

A la face palmaire de la main gauche, solution de continuité de deux centimètres 1/2, dirigée de bas en haut de l'éminence hypothénar vers le pli cutané moyen de la main qu'elle dépasse. La plaie superficielle vers l'éminence hypothénar, atteint son maximum de profondeur verslapartie médiane de la main.

La violence accidentelle avait donc attaqué la main obliquement, de dehors en dedans, de bas en haut et de sa face palmaire vers sa face dorsale. La

4

main et l'avant-bras ne sont pas gonflés. Les mouvements et la sensibilité sont conservés, sauf pour le petit doigt. Les mouvements de flexion du petit doigt sont impossibles et les diverses espèces de sensibilités abolies à sa face palmaire.

Pendant toute la durée de cet examen, malgré la précaution que j'avais prise de faire comprimer les artères de l'avant-bras à leur partie inférieure, un sang rutilant n'avait cessé de couler, soulevant et écartant les lèvres de la plaie. Si on cessait la compression, le sang sortait sous forme de jets.

Je renouvelai la compression directe et je plaçai au poignet, sur chacune des artères radiale et cubitale, deux petites bandes de toile roulées, appliquées parallèlement et fixées par une bandelette transversale de diachylon embrassant l'avant-bras. Comme ces bandes pouvaient se rapprocher l'une et l'autre, j'interposai entre elles, au-dessus de la lamelle de diachylon, une troisième bande roulée. Deux compresses longuettes et une dernière bande assez serrée complétaient le pansement et en assuraient la solidité. Puis je plaçai l'avant-bras fortement fléchi sur le bras dans une écharpe, et je recommandai à la mère d'éviter tous mouvements à son enfant, de le maintenir dans cette position, et de le surveiller attentivement de manière à me faire prévenir si l'hémorrhagie récidivait.

Trois heures plus tard elle me faisait appeler : le sang, après avoir traversé les différentes pièces constituant l'appareil, commençait à sourdre au dehors.

La plaie découverte, je m'appliquai à chercher les artères pour les lier : l'étroitesse et la profondeur de la solution de continuité firent que je ne pus les atteindre. Pour les saisir, des débridements multiples eussent été nécessaires, débridements auxquels je répugnai, en raison des accidents immédiats ou ultérieurs qu'ils eussent pu provoquer.

En présence des difficultés presque insurmontables que j'avais à me rendre maître de cette hémorrhagie par les procédés ordinaires de compression directe, par la compression indirecte et la flexion, et ne voulant recourir aux débridements qu'à la dernière extrémité, voici ce que j'imaginai :

Je pris un morceau d'éponge préparée à la ficelle, et je le taillai de manière qu'il s'adaptât exactement à la forme et à la profondeur de la coupure. Je le saupoudrai de colophane et je l'introduisis dans la plaie. Au-dessus de lui je plaçai quelques disques d'amadou trempés dans l'eau de Pagliari, et je fixai le tout à l'aide d'un bandage contentif.

Dès ce moment il n'y eut plus d'hémorrhagie.

Le soir, l'éponge s'est très-gonflée, elle pénètre dans toutes les anfractuosités de la plaie, et elle résiste aux tractions que j'exerce sur elle.

Le surlendemain, toute la portion interne de la main est un peu enflammée.

Le petit malade, très-agité pendant la nuit, a peu dormi.

Le 25 septembre. La tuméfaction inflammatoire a disparu.

Le 2 octobre. La suppuration s'établit : un liquide purulent coule très-librement entre les lèvres de la plaie et l'éponge, et même à travers le tissu aréolaire.

Le 3 octobre. J'essaie de retirer le corps étranger; dès les premiers efforts d'extraction, le sang commence à couler sur les bords de la plaie et à s'infiltrer dans le tissus spongeux, qu'il colore en rouge. Craignant d'avoir à lutter contre une hémorrhagie secondaire, je me résouds à attendre l'élimination spontanée de l'éponge.

A partir de cette époque, sous l'influence de la

pression exercée par les bourgeons charnus, l'éponge est lentement repoussée au dehors, et tous les trois ou quatre jours j'excise la partie excédante.

Le 25 octobre. J'enlève la dernière parcelle d'éponge qui reste dans la plaie.

Le 2 novembre la cicatrisation est complète.

Pendant toute la durée de la maladie j'avais insitué un régime tonique et le petit blessé souffrait si peu, qu'avec son bras en écharpe, il continuait à se livrer à ses jeux habituels.

Aujourd'hui une très-légère dépression blanchâtre marque seule la place de la plaie. La sensibilité du petit doigt est revenue, mais ses mouvements sont toujours impossibles. L'enfant les produit en appliquant son annulaire sur la face dorsale du petit doigt, et en fléchissant simultanément ses deux doigts.

Il n'existe aucun symptôme d'anévrysme faux consécutif, et je me réserve de revoir ce malade pour m'assurer s'il ne s'en développera pas un ultérieurement.

Outre les deux cas de *M. Sedillot* (Obs. I et II), celui de *M. Bodin* (Obs. III), les deux de *M. Herpin* (Obs. IV et V), celui de *M. Thomas* (Obs. VI), ceux de *M. Verneuil*, relatés par M. Martin dans sa thèse, et la *nôtre*, nous savons que M. Herpin s'est encore servi de l'éponge préparée *dans trois cas* à peu près identiques ; notamment chez un individu, sujet à des hémorrhagies incoercibles et dans la famille duquel plusieurs avaient succombé à l'hémophilie. M. le

Dr *Courbon* a eu également l'occasion d'employer une fois avec succès ce moyen.

M. Leconte, pendant la guerre de 1870, a pu, à l'aide de ce procédé, arrêter presque instantanément deux hémorrhagies de la paume de la main, consécutives à des blessures par le sabre-baïonnette. Le mouvement des troupes l'empêcha de constater les résultats de son pansement.

Enfin M. le Dr *Maurice Viollet*, alors qu'il était interne des hôpitaux de Paris, n'a pas eu moins à se louer de l'emploi de l'éponge préparée. Un soir qu'il était de garde à l'hôpital Saint-Antoine on amena un homme atteint d'une blessure profonde de la paume de la main. Cette plaie datait de quelques heures, et toutes les recherches des chirurgiens pour saisir les artères et les lier avaient été infructueuses, tous les traitements impuissants pour arrêter l'hémorrhagie. M. Viollet demanda de l'éponge préparée, et comme il ne s'en trouvait pas à l'hôpital, malgré l'heure avancée, il en envoya chercher dans une pharmacie voisine. Il pansa le blessé comme il avait vu faire à Tours, et, quelques instants après, l'hémorrhagie cessait. Ce malade ayant quitté le lendemain matin de bonne heure l'hôpital, et ne s'étant pas représenté aux consultations, M. Viollet ignore les effets ultérieurs de son pansement.

En résumé, l'éponge ordinaire ou préparée a été employée par :

	MM. Sédillot,	dans	2	cas,
	Herpin,	—	5	—
	Thomas,	—	1	—
	Bodin,	—	1	—
	Courbon,	—	1	—
	Leconte,	—	3	—
	Viollet,	—	1	—
	Soit dans		14	cas,

auxquels il faut ajouter le nôtre et ceux de M. Verneuil, dont le nombre n'est pas fixé.

A l'exception de M. Sédillot, qui s'est servi de l'éponge ordinaire, tous les chirurgiens ont préféré l'éponge préparée.

A part les cas de MM. Leconte, Viollet et le mien, toujours l'éponge préparée a été employée contre les hémorrhagies secondaires, précoces ou tardives. Je suis le seul qui ait pu suivre jusqu'à la fin les effets salutaires de l'éponge préparée contre une hémorrhagie primitive.

M. Bodin n'employa l'éponge *préparée qu'au bout de quelques jours* (Obs. III).

M. Herpin *après* 15, 16 *et* 20 *jours* (Obs. IV, V et communication orale).

M. Thomas *après* 15 *jours* (Obs. VI).

M. Courbon *après* 17 *jours*. (Communication orale).

Dans tous les cas, sauf ceux de M. Verneuil, l'usage de l'éponge préparée ou ordinaire a été suivie de succès ; que l'hémorrhagie fût primitive, secondaire ou tardive, les résultats ont été aussi heureux.

La durée moyenne du traitement par l'éponge préparée a été de deux mois.

Du choix de l'éponge.

M. Sédillot a choisi l'éponge ordinaire, mais nous serions peu porté à l'imiter. Bien que cette éponge puisse s'insinuer dans toutes les dépressions et les anfractuosités de la blessure, s'imprégner du sang et des liquides secrétés, elle ne se gonfle que très-modérément et très-lentement; elle comprime à peine les vaisseaux et serait insuffisante contre une hémorrhagie grave. Que M. Sédillot se soit servi autrefois de cet agent, c'était bien; mais aujourd'hui que nous avons un moyen thérapeutique plus puissant entre les mains, nous devons le préférer.

L'éponge préparée à la ficelle vaut mieux que l'éponge préparée à la cire. L'éponge cirée n'agit qu'à la température de 30 à 35° centigrades, c'est-à-dire après la liquéfaction de la cire ou plus exactement quand l'éponge a acquis le degré de chaleur des tissus avec lesquels elle est en contact; très-rigide, elle irrite violemment les parties voisines; elle se moule moins exactement sur les inégalités de la plaie; elle se déplace en glissant, au moment où la cire commence à fondre. La couche de cire dont elle est recouverte, et qui s'est infiltrée dans les mailles de son tissu, en rend la dilatation difficile, lente, incomplète, inégale; elle est un obstacle à l'absorption du pus et du sang.

Si on veut avoir une action efficace, on devra se servir de l'éponge préparée à la ficelle et rechercher surtout celle récemment sortie de l'étuve et soigneusement conservée dans un lieu sec.

De son mode d'Application.

Cette éponge dépouillée de la corde qui l'entoure, on en taille un cylindre dont le volume et la longueur doivent être en rapport avec la profondeur et la largeur de la plaie. Quelle que soit la profondeur de la plaie, les morceaux d'éponge sont assez longs pour qu'un seul puisse suffire. C'est seulement si la blessure était très-large, qu'on préparerait plusieurs cylindres, qu'on placerait les uns à côté des autres.

Avant de les introduire on lavera la plaie, on la

débarassera des caillots qui l'obstruent, des corps
étrangers qui pourraient être implantés dans les tissus.

Pour M. Leconte, la compression des artères de
l'avant-bras, au moyen de rondelles d'agaric superposées, le tamponnement de la main à l'aide de boulettes
de charpie, sont indiqués au moins pendant les premiers
jours pour donner à l'éponge le temps de se dilater.
Cette précaution est utile, sinon pendant plusieurs
jours, du moins pendant plusieurs heures, s'il a été
nécessaire de poser plusieurs morceaux d'éponge; nous
la jugeons peu importante si un seul morceau a suffi ;
effectivement si la plaie, quelle qu'en soit d'ailleurs sa
profondeur, est étroite, le gonflement de l'éponge est
beaucoup plus rapide que notre ancien collègue ne
semble le supposer ; les expériences que nous avons
faites et que nous exposerons plus loin ainsi que
nos recherches cliniques ne nous laissent aucun
doute à cet égard. Chez l'enfant que nous avons
traité, bien que nous nous soyons borné à l'application de l'éponge, l'hémorrhagie a immédiatement
cessé. Cinq heures après le pansement, l'éponge a
résisté victorieusement aux tractions assez fortes que
nous exercions sur elle, preuve indéniable qu'elle
avait eu le temps de se gonfler et de prendre des points
d'appui solides dans toutes les anfractuosités de la plaie.

Avant de placer l'éponge, les chirurgiens ont l'habi-
tude de la tremper dans une solution de perchlorure
de fer. Pour éviter l'inflammation qui a tant de tendance à se développer dans une région aussi délicate
que la main, ils font choix d'une solution assez faible,
et ils expriment fortement l'éponge avant de s'en servir.
Nous avons vu quel était le peu d'efficacité du perchlorure de fer alors qu'il n'était pas directement injecté
dans les vaisseaux et le rôle désastreux qu'il jouait
comme caustique et comme irritant, lorsqu'il était mis

en présence des tissus; aussi avons nous cru devoir déroger aux vieilles coutumes.

Pendant notre internat à l'hôpital du Midi, nous avons expérimenté l'action des substances pulvérulentes sur les plaies récentes et sur les plaies en voie de cicatrisation. Sur les plaies récentes le résultat fut à peu près nul, mais sur les plaies anciennes, quel que fut le corps employé : (poudre de quinquina, de tanin, d'alun, de camphre, de bromure de camphre, d'iodoforme, de colophane, etc. etc.), le bourgeonnement fut toujours activé et la guérison plus rapide. C'est pourquoi avant de placer l'éponge, nous la saupoudrons de colophane. Sur les plaies récentes, la colophane n'a aucun effet nuisible ; sur les plaies anciennes, elle favorise le développement des bourgeons charnus ; dans les deux cas elle se mêle au sang, forme avec lui un magma qui empêche tout suintement au dehors.

L'éponge doit être un peu plus longue que ne le veut la profondeur de la plaie, de façon à ce qu'on puisse facilement la saisir, s'il devenait, par hasard, nécessaire de l'extraire (Voir obs. VI). Un pareil hasard sera bien rare si on veut se conformer aux préceptes que j'indique. La portion externe de l'éponge en s'étalant dans la paume de la main, recouvrira les bords de la blessure, les mettra à l'abri de l'air. Elle s'imbibera du sang et de liquide que la portion interne sera impuissante à absorber.

Ainsi appliquée, l'éponge après son gonflement, si la solution de continuité est étroite, représentera un champignon dont le chapeau sera extra-palmaire et le stipe intra-palmaire.

Pendant les premières heures on pourrait recouvrir l'éponge de lamelles d'amadou imbibées d'eau de Lechelle, de Bocchiéri, de Tisserand ou de Pagliari, en un mot d'une eau dont la térébenthine forme la base. Elles sont non-seulement hémostatiques, mais encore remplacent avantageusement le pansement à la glycérine ou au cérat. Dans la thèse de M. Gross, nous trouvons plusieurs observations où cette pratique a été couronnée d'un plein succès.

De son mode d'action.

L'éponge agit par sa dilatation en comprimant de bas en haut, les artères superficielles de la main contre l'aponévrose palmaire, ou de haut en bas les artères profondes contre les métacarpiens. La dilatation se fait aussi suivant l'axe du membre, mais elle est beaucoup plus faible que dans le sens antéro-postérieur ou des tissus résistants en la limitant, en augmentent le pouvoir compressif.

Introduit dans la plaie, le corps spongieux s'imprègne de tous les liquides qui y sont versés, il pénètre dans toutes les anfractuosités.

On comprend combien la compression exercée par l'éponge diffère de celle exercée par la charpie dans le pansement de Rognetta, par des rondelles d'agaric et de petites compresses (Polaillon) par une compresse graduée enfoncée directement dans la plaie (Érichsen). Ces dernières absorbent, il est vrai, une certaine partie des liquides de la plaie, mais leur gonflement est presque nul; *elles agissent par leur masse et non par leur dilatation.*

Quel but se propose-t-on en comprimant une plaie qui laisse échapper du sang? Rapprocher les parois de l'artère pour favoriser dans le vaisseau divisé la formation d'un caillot obturateur; empêcher le sang de couler en attendant que les bourgeons charnus développés sur la gaine de l'artère et dans la plaie, soient devenus assez

forts pour résister à la pression du torrent circulatoire.
Or pour accomplir ce but, certaines conditions sont indispensables : l'artère doit être couchée sur un plan
résistant, qui lui serve de point d'appui et autant que
possible y adhérer, sans cela elle fuit devant la compression, et aucune modification ne s'opère dans son
calibre. Ces conditions sont remplis à la main. *La
structure anatomique de la main favorise merveilleuse-
ment l'action compressive de l'éponge.* » (1)

M. Martin dit : « Que la compression ne saurait avoir
« d'efficacité pour une lésion de l'arcade palmaire su-
« perficielle située au-dessous de l'aponévrose et placée
« sur une sorte de coussinet élastique fourni par les
« tendons qui remplissent le creux de la main et qui
« tend à fuir devant tout agent qui vient comprimer
« la paume de la main. » Cette objection parfaitement
juste, d'une manière générale (2), si la compression
est faite de dehors en dedans, n'est plus vraie si la
compression est faite de dedans en dehors, comme cela
a lieu par l'éponge préparée.

Les procédés ordinaires de compression donnent des
résultats plus satisfaisants pour l'arcade palmaire profonde. Sur 35 observations où on employa la compres-

(1) Leconte. Th. cit. p. 24.

(2) Elle souffre pourtant de nombreuses exceptions. « Si elle a
« souvent échoué, c'est qu'elle n'a pas toujours été faite convenable-
« ment. » (Broca, *bulletin de la Société de chirurgie*, 1854,
p. 246). M. Gross, (th. cit. p. 106), cite plusieurs cas où elle a
réussi. Il rappelle l'exemple d'un des chirurgiens les plus distin-
gués de l'ancienne faculté de médecine de Strasbourg, M. Bœckel,
qui se blessa en 1867 l'arcade palmaire superficielle de la main
gauche; une pince à disséquer avait pénétré dans la paume de la
main. On pratiqua aussitôt la compression digitale qui fut continuée
pendant plusieurs jours. La cicatrisation se fit rapidement et l'accident n'eut pas de suite fâcheuse.

sion dans la plaie, nous comptons 25 insuccès, c'est-à-dire, près d'un tiers de succès, cela tient à ce que la compression ici a lieu de haut en bas, comme dans le pansement par l'éponge. Combien eussent été plus nombreux les succès, si les agents compresseurs au lieu de se tasser, avaient été toujours en augmentant de volume !

L'aponévrose palmaire est épaisse, rigide, inextensible ; elle ne se déforme pas sous l'influence de tractions et de pression même considérables. L'arcade palmaire est très-adhérente à cette aponévrose à laquelle elle est intimement unie par une série de filaments fibreux ; elle ne peut fuir, par conséquent, devant la pression de l'éponge. Par contre, le coussinet adipeux sur laquelle elle repose, se déplaçant à la moindre impulsion, elle se trouve comprimée tant sur ses parois qu'à son ouverture.

L'arcade palmaire profonde et ses branches sont adossées aux métacarpiens sur lesquels ils sont fixées par une lamelle aponévrotique. Cette lamelle assez dépressible pour n'apporter aucune résistance à la compression, est suffisamment tendue pour ne permettre aucun mouvement de latéralité aux vaisseaux. Les artères seront donc aplaties facilement sur le plancher osseux du métacarpe.

L'éponge préparée comprime non-seulement l'arcade blessée, mais encore l'arcade opposée, toutefois en raison des tissus qui sont interposés entre elle et cette dernière, cette compression est moins forte, peut-être même se borne-t-elle à un simple resserrement du vaisseau. Que ce soit l'arcade palmaire superficielle qui soit ouverte, c'est le squelette osseux du métacarpe qui sert de point d'appui, que ce soit l'arcade palmaire profonde, c'est le velum fibreux de l'aponévose palmaire. Dans l'un et l'autre cas la puissance reste la même, le point d'appui seul est changé.

Outre cette action simultanée sur les arcades palmaires, l'éponge comprime tous les tissus avec lesquelles elle est en contact. Elle détermine une anémie artificielle de la paume de la main, anémie éminemment favorable à la non reproduction de l'hémorrhagie par les branches émanant des arcades palmaires. Cette olighémie artificielle n'a jamais été suivie de phénomènes de gangrène, tout au plus a-t-elle provoquée quelquefois un peu d'inflammation ou d'œdème, conséquences obligées de toute gêne apportée à la circulation.

En résumé :

1° L'éponge préparée comprime directement l'arcade blessée tant à son ouverture que sur ses parois.

2° Elle diminue le calibre de l'arcade opposée en agissant sur elle par l'intermédiaire des parties molles.

3° Elle comprime très-légèrement les tissus voisins, qui peuvent plus facilement fuir devant sa pression.

4° Le résultat général de la compression par l'éponge préparée est une olighémie artificielle de la paume de la main.

La compression de l'éponge est graduelle, les tissus ont le temps de s'habituer à elle. Jamais elle n'a entraîné la mortification des gaînes tendineuses ou des parois artérielles dont la destruction eut permis au sang de s'échapper au dehors. Si dans quelques cas rares elle a été très-douloureuse par suite de l'irritation excessive des filets nerveux, c'est que les chirurgiens avaient négligé certaines précautions que nous indiquerons plus loin.

La puissance compressive de l'éponge est grande. Elle s'accroît en raison directe de l'étroitesse de la plaie et de la résistance que lui offrent les parties circonvoisines.

Un cylindre d'éponge du volume du petit doigt

dépasse en moins de 24 heures la grosseur d'une pièce de cinq francs en argent.

Voici le résultat de quelques recherches auxquelles nous nous sommes livrés et qui prouvent l'énorme développement que peut subir l'éponge préparée au contact d'un liquide, la force compressive qu'elle acquiert dans cet état, la rapidité de sa dilatation.

Deux morceaux d'éponge préparée à la ficelle de 2 centimètres de circonférence chacun, trempées l'un dans un verre contenant de l'eau à la température de 4° centigrade, l'autre dans un verre renfermant de l'eau à la température de 30° centigrade ont subi des accroissements parallèles de volume représentés par les chiffres suivants :

Après 5 min., la circonf. de l'éponge était de 0,03 cent.

— 10	—	— 0,05
— 15	—	— 0,07
— 20	—	— 0,08
— 30	—	— 0,09
— 45	—	— 0,11
— 1 heure	—	— 0,13
— 1 h. 30 m. —		— 0,14

Ce maximum n'était pas dépassé après 12 heures.

De ces premières expériences nous pouvons déjà conclure que l'éponge préparée laissée libre peut presque quintupler de volume, et que son maximum de dilatation est atteint en une heure et demie.

Nous avons ensuite placé un cylindre d'éponge préparée à la ficelle, de même diamètre que les précédents, dans un tube en caoutchouc à parois très-minces auxquelles nous avions fait de distance en distance des ouvertures circulaires, elliptiques ou linéaires. Le tube en caoutchouc et le cylindre d'éponge avaient la même longueur. L'éponge mise dans un vase renfermant de l'eau à la température de 8°, et soumise à cette résistance, que l'on peut comparer à celle des tissus, bien qu'elle soit plus forte puisque le corps élastique tendait toujours à revenir sur lui-même, n'a pas acquis au delà de 9 centimètres de circonférence ; ce chiffre n'a été obtenu qu'après deux heures et demie. L'éponge faisait hernie à travers les solutions de continuité de la parois ; on avait ainsi sous les yeux la reproduction exacte de la manière dont se comporte le corps spongieux dans une plaie. Ces champignons boursouflés représentaient les prolongements rameux que l'éponge envoie dans les anfractuosités d'une blessure irrégulière.

Dans un liquide purulent ou sanguin ou dans un mélange de pus et de sang, le cylindre d'éponge de 2 centimètres 5, n'acquerrait son maximum de dilatation qu'au bout de deux heures, ce maximum ne dépassait pas 12 centimètres. Cela tenait sans doute à l'imprégnation moins facile des spores de l'éponge par un liquide beaucoup plus plastique que l'eau.

L'éponge cirée placée dans un vase renfermant de l'eau à la température de 35° centigrade, ne commençait à devenir plus volumineuse que lorsque la cire se liquéfiait. Elle accroissait inégalement de volume ; en un mot, dans les premières périodes de son imbibition, un cylindre d'éponge prenait l'aspect moniliforme ; la dilatation n'était égale et complète qu'au bout de deux heures.

Ces expériences nous renseignent sur le choix de l'éponge et sur le temps qu'il est nécessaire de comprimer les artères de l'avant-bras en attendant que le corps étranger soit suffisamment dilaté pour empêcher la reproduction de l'hémorrhagie.

De la durée de son application.

Dans le cas où la compression aplatit un vaisseau et est supportée, est-elle réellement efficace ? Les avis sont fort partagés parmi les chirurgiens.

Les uns croient que le simple contact de parois artérielles ne suffit pas pour amener l'oblitération d'un vaisseau, et ils donnent comme preuves à l'appui les insuccès des ligatures plates. Les conditions nécessaires à l'oblitération, ne se rencontrent, disent-ils, que lorsque la ligature est exercée par un fil rond. Que se passe t-il en effet dans ce dernier cas ? Les tuniques interne et moyenne de l'artère sont rompues, elle se recoquevillent dans l'intérieur du vaisseau où elles constituent une saillie irrégulière favorable à la formation d'un caillot qui contracte des adhérences intimes avec les parois artérielles et qui peut lutter contre le choc du sang quand la ligature vient à tomber. Lorsque le fil a ligature a coupé les membranes internes et mis en contact les bords opposés de la tunique externe, une exsudation plastique ne tarde pas à être sécrétée autour du fil constructeur qui s'enkyste et qui ne communique plus au dehors que par le canal que laisse le chef extérieur du fil. Or, aucunes de ces conditions, disent-ils, ne se rencontrent lorsqu'on applique une ligature plate ou qu'on pratique la compression à une artère. « Les tuniques restent intactes, ne contractent point d'union entre elles ; le caillot trouve partout une surface lisse sur laquelle il ne peut contracter d'adhérences. Aussi, quand la compression vient à cesser, l'artère tend à reprendre son calibre primitif, et le caillot ne fait plus que l'office d'un bouchon trop petit que la colonne sanguine chasse au dehors.

Les seconds s'appuyant sur les ças où la compression a réussi, admettent qu'elle peut suffire pour arrêter une hémorrhagie. Il faut connaître, disent-ils, les objections des adversaires de la compression ; mais on ne saurait attribuer une valeur absolue à leurs arguments. Sous un bandange compresseur les caillots se forment, et s'ils sont bien soutenus, peuvent boucher d'une manière efficace et souvent définitive l'orifice des vaisseaux ouverts (1), M. Bœckel se fait fort de guérir une division complète de la crurale par la seule compression (2).

En effet affirment les partisans de la compression, l'oblitération des vaisseaux peut se faire sans qu'il y ait division des tuniques. Il s'établit une adhésion de la surface interne de l'artère et une sorte diffusion des trois tuniques. Le tube artériel devenu ainsi imperméable se trouve converti en une corde ligamenteuse. Quelquefois le mécanisme de l'oblitération est autre, le caillot primitivement organisé irrite les parois vasculaires et favorise leur union. Le caillot, déterminé par la compression, a une puissance organisatrice, dont le dernier terme est la production du tissu conjonctif. Alors le caillot offre des cloisonnements celluleux interstitiels et disposés obliquement, transversalement ou parallèlement à l'axe du vaisseau; quelques-unes de ces cloisons ou trabécules vont s'insérer à la tunique interne du vaisseau et s'unir à elle. Cette transformation fibreuse met, il est vrai, beaucoup de temps à s'accomplir: mais elle entraîne une oblitération persistante de l'artère sous forme de cordon.

Pour nous, il nous suffit de savoir que l'enlèvement précoce ou tardif du corps compresseur a été suivie, ne fusse qu'une fois, d'hémorrhagie par suite de la non

(1) Cʜ. Sᴀʀʀᴀᴢɪɴ. Nouveau dict. de médecine et de chirurgie pratiques. Art. compression, t. VIII, p. 786.

(2) Bœckel. Th. Bᴇʟʜᴏᴍᴍᴇ, cit. p. 13.

adhérence du caillot aux parois du vaisseau blessé pour que nous confions à la nature le soin de l'élimination du corps étranger. Nous sommes encore confirmé dans cette manière de voir par le fait dont nous avons été témoin. Chez l'enfant que nous soignions, des tentatives prématurées d'extraction de l'éponge ont provoqué l'écoulement du sang.

La réunion par première intention n'offrant aucune sécurité, il faut attendre la période de suppuration. Les bourgeons charnus développés sur tout le pourtour des gaines, bien organisés et bien unis entre eux fermeront hermétiquement et d'une façon définitive les vaisseaux. Peu à peu, les saillies papilliformes, constitués par les bourgeons charnus aux dépens des tissus voisins et des vaisseaux s'introduisent dans les aréoles de l'éponge, et la repoussent au dehors. Cette action rétropulsive des bourgeons charnus est lente, mais incessante ; elle est d'autant plus violente que le travail de cicatrisation est plus actif. Le tissu cicatriciel et la lymphe plastique forment à l'éponge une gangue, qui non-seulement arrête l'hémorrhagie, mais encore enlève toute crainte d'anévrysme faux consécutif. Tous les trois ou quatre jours la partie excédante de l'éponge doit être excisée.

On a prétendu que la compression avait le grand inconvénient de retarder ou d'empêcher le travail de cicatrisation en comprimant les bourgeons charnus, en les mortifiant ; d'être un empêchement à l'écoulement du pus ; d'exposer aux accidents de rétention : phlegmon de l'avant-bras, résorption purulente.

Le danger de compression par l'éponge des bourgeons charnus formés ou en voie de formation n'est pas à craindre. Non maintenue par un bandange compressif resserré chaque jour, l'éponge cède facilement à leur pression ; ils sont les agents actifs de son expulsion. Pendant toute la durée de la cicatrisation il n'y a pas d'avantage à redouter la rétention du pus : les bouches de l'éponge moulées sur les bourgeons charnus absorbent ce liquide aussitôt qu'il est sécrété, et le tissu aréolaire le conduit au dehors.

M. le professeur Herpin affirme que : « Si l'hémor-« rhagie continue, on peut la combattre par des injec-« tions dans l'éponge qui conduit les hémostatiques « dans tous les replis de la plaie, y compris le calibre « du vaisseau (1). »

M. Lecomte se rallie à cette opinion, en y faisant toutefois quelques objections : « C'est peut-être une « simple vue de l'esprit, mais elle nous semble si ra-« tionnelle, elle explique si bien les résultats obtenus « que nous n'hésitons pas à l'adopter entièrement. *Du « reste nous n'attachons pas une grande importance au « rôle hémostatique du perchlorure de fer dans les hé-« morrhagie de la paume de la main. C'est surtout l'é-« ponge qui agit, comme moyen mécanique, comme agent « de compression directe sur le calibre du vaisseau* (2). »

M. Martin révoque en doute la théorie de M. Herpin, qu'il bat vigoureusement en brèche : « *Est-on bien « sûr, dit-il, que le liquide hémostatique puisse pénétrer « jusqu'aux vaisseaux qui fournissent l'hémorrhagie, « alors que l'éponge est imprégnée de tous les liquides « purulents dont la formation est favorisée par la pré-« sence de corps étrangers ?* (3).

Comme M. Martin, nous ne saurions admettre que des injections détersives ou hémostatiques puissent être conduites à travers les mailles de l'éponge dans toutes les parties de la plaie ; à notre avis, l'arrêt du sang alors qu'on injecte un liquide quelconque à la surface de l'éponge est due à ce que ce corps absorbant par sa

(1) Lévy. *Gaz. hebdomadaire*, 1869, p. 426.
(2) Leconte. Th. cit. p. 25.
(3) Martin. *Loco citato*, p. 83.

face profonde le liquide sanguin et par sa face superficielle le liquide ferrique augmente de volume en raison directe de cette imbibition, et qu'ainsi la compression se trouve exagérée. Il est propable qu'une hémorrhagie secondaire s'arrêterait seule, alors que l'éponge
aurait eu le temps de s'imprégner de tout le sang
versé dans la plaie.

EXAMEN ET RÉFUTATION

DES OBJECTIONS OPPOSÉES A L'EMPLOI DE L'ÉPONGE PRÉPARÉE.

1° *Elle expose à une récidive de l'hémorrhagie.*

Dans le chapitre que nous avons consacré au mode
d'action de l'éponge préparée, nous avons démontré
qu'une hémorrhagie secondaire n'était guère possible.
Nous avons dit que pendant la période de non suppuration l'absence d'hémorrhagie était due à la compression des arcades palmaires superficielle et profonde, à
l'anémie de la paume de la main, au défaut de mobi-
lité de l'éponge qui profondément incrustée dans toutes
les anfractuosités de la plaie ne souffrait aucun déplacement. Pendant la période de suppuration, nous
avons expliqué que l'union du tissu inodulaire et de
l'éponge était assez intime pour rendre toute extravasation sanguine impossible. Ces données ont été véri-
fiées par la clinique.

Dans quatre cas un léger écoulement sanguin est
apparu, mais il a toujours cessé aussitôt qu'on a injecté
un liquide hémostatique à travers les mailles de
l'éponge; nous savons par quel mécanisme se produit
l'hémostase. L'éponge est un moyen de compression si
puissant que M. Herpin a pu guérir ainsi un individu
sujet à des hémorrhagies incoercibles et dans la famille

duquel plusieurs avaient succombé à l'hémophilie.

Dans un autre cas (1), l'éponge préparée arrêta une hémorrhagie contre laquelle la compression directe par les moyens ordinaires, la compression de l'humérale avaient été impuissantes, et la ligature des artères dans la plaie impossible ; durant la première journée du pansement le malade eut cinq épistaxis, ce qui ferait cependant croire encore à l'existence d'une diathèse hémorrhagique.

2° *Elle peut déterminer comme les autres procédés d compression directe, la formation d'un anévrysme faux primitif ou d'un anévrysme faux consécutif.*

Cette assertion est entièrement gratuite ; aucune observation ne signale cette complication après l'emploi de l'éponge préparée. Quelles sont donc les raisons qui font que cet accident si fréquent à la suite du traitement des hémorrhagies de la paume de la main par les moyens habituels de compression directe ne s'observe jamais après notre pansement ?

Pour qu'un *anévrysme faux primitif* puisse se former, il est nécessaire que le sang projeté au dehors de l'artère blessée puisse s'épancher dans la gaîne du vaisseau, dans le tissu cellulaire du voisinage, dans la plaie elle-même. Cette infiltration et cette stagnation du sang sont favorisées par les mouvements du malade qui changent le parallélisme de la plaie superficielle et de la plaie profonde, quelquefois par le pansement du médecin qui soumet à une compression incomplète le point blessé, quelquefois enfin, par le déplacement du bandage qui n'a pas été l'objet de soins assez attentifs, par son desserrement, par la diminution de volume des masses comprimantes imprégnées de sang.

(1) Observ. V.

Si la plaie est étroite et profonde, comme la compression s'exerce en grande partie, par l'intermédiaire de l'aponévrose palmaire qui n'est pas ou est très-peu dépressible, elle devient insuffisante pour accoler entièrement et dans une certaine étendue les parois des vaisseaux profonds ; le sang peut se répandre dans l'interstice des tissus. S'il s'agit d'une blessure de l'arcade palmaire superficielle avec une plaie étroite et oblique des téguments, la force de compression se transmettra mieux, il est vrai, mais cette arcade reposant sur un coussinet graisseux fort mobile, la compression variera à chaque instant et sera impuissante pour empêcher l'écoulement d'une certaine quantité de sang au-dessus du paquet des tendons de la paume de la main. Il s'ensuit au bout d'un certain temps une disposition en entonnoir de la blessure. La portion excavée cupuliforme de l'entonnoir est profonde, elle est la conséquence de l'extravasation sanguine ; la portion rétrécie cylindrique est superficielle, elle marque le chemin qu'a suivi l'instrument vulnérant.

L'épanchement sanguin n'est limité que par la résistance des parties voisines, aussi ses limites sont elles d'abord confuse. Après s'être coagulé partiellement dans les mailles du tissu cellulaire, ce sang est peu à peu circonscrit de tous côtés par la lymphe plastique, tandis que le sang simplement infiltré se résorbe.

Le foyer sanguin en communication directe avec les artères ne saurait diminuer de volume et ses parois tendent sans cesse à s'écarter. Il en est tout autrement des parois du trajet de communication avec l'air extérieur, surtout s'il est sinueux, étroit et oblique. Celles-ci séparées l'une de l'autre seulement par un peu de sérum ou quelques globules aspirés par capillarité, peuvent bourgeonner tout à leur aise, s'unir, se fusionner même dans toute leur longueur. La blessure de la paume de la main cicatrisée, on pourra croire la guérison complète ; *un anévrysme faux primitif sera constitué.*

En somme la compression de la paume de la main par les moyens thérapeutiques habituels est *immédiate* ou *médiate.* Elle est *immédiate* si la plaie est large et que l'agent compresseur, qu'elle qu'en soit la nature, est en contact direct avec les vaisseaux blessés. Elle est *médiate* si la force de compression est transmise par l'aponévrose palmaire, les masses tendineuses, etc.

C'est là une distinction capitale dans la genèse des anévrysmes traumatiques primitifs de la paume de la main et qui a échappé à tous les chirurgiens qui se sont occupé de cette question. Leur attention a été attirée sur la nature de la plaie artérielle, sur sa profondeur, sur sa direction, sur son étendue ; aucun n'a songé à la corrélation qui existe entre la formation de l'anévrysme et une plaie étroite. Donc :

Si une plaie de la main est large, et qu'on emploie les moyens habituels de compression, une récidive de l'hémorrhagie sera à craindre, mais il ne se formera pas d'anévrysme.

Si la plaie est étroite, et que la force de compression soit transmise, l'hémorrhagie secondaire sera très-rare et l'anévrysme traumatique assez fréquent.

Tel est pour moi le mécanisme de production des anévrysmes traumatiques primitifs de la paume de la main.

L'anévrysme peut se former plus tard et d'une tout autre manière. Lorsqu'une artère a été blessée par la pointe d'un instrument tranchant, la plaie des parties molles et celle de l'artère se cicatrisent quelquefois pendant que tout le sang épanché se résorbe. Les choses peuvent rester ainsi toute la vie du malade ; mais dans quelques cas, cette cicatrice se distend peu à peu régulièrement et, après plusieurs mois, on observe dans le point précis de la blessure une tumeur pulsatile. *Un anévrysme faux consécutif s'est développé.*

Avec le pansement par l'éponge préparée, le développement de ces anévrysmes ne nous semble guère
possible. L'éponge comprime toujours *immédiatement*
la blessure ; loin de diminuer elle augmente progressivement de volume; la compression qu'elle excerce
est graduellement croissante. Elle ne subit aucun
changement; sa malléabilité lui permet d'envoyer des
prolongements rameux dans toutes les arrière-cavités,
les anfractuosités, les dépressions d'une plaie irrégulière où pourrait stagner le sang. Elle reste dans la
plaie pendant toute la période, de suppuration, et son
élimination n'a lieu qu'après que la blessure est entièrement comblée par le travail de cicatrisation.
Enfin, est c'est là la preuve la plus péremptoire,
aucun chirurgien n'a noté l'existence de ces anévrysmes.

3° *Elle provoque de telles douleurs que le malade ne peut les supporter.*

M. Verneuil, qui a employé l'éponge préparée, dit :
« n'en avoir jamais obtenu de bons résultats, l'éponge
« a produit une compression si douloureuse qu'il a
« fallu la retirer. »
Un malade soigné par M. Thomas (1) éprouva,
pendant les quatre premiers jour qui suivirent l'application de l'éponge, des douleurs si vives dans les doigts,
douleurs qu'il comparait aux élancements du panaris,
que tout sommeil était devenu impossible. Mon excellent maître, persuadé que ces douleurs étaient dues à
la compression trop grande qu'exerçait à l'intérieur de
la plaie la masse d'éponge introduite, la retira tout entière et la remplaça par un morceau beaucoup moins

(1) Voir observ. VI.

volumineux. Les douleurs et les fourmillements dans les doigts disparurent rapidement, et le blessé put enfin goûter un sommeil plus tranquille.

M. Herpin signale des accidents analogues chez un de ses malades (1). Il les observa sur un homme dont on avait comprimé d'abord la paume de la main avec quelques boulettes de charpie sèche et un bandage contentif. Le 12ᵉ jour, le blessé éprouva des fourmillements très-douloureux dans les doigts. Ces sensations s'accentuèrent progressivement, et le 13ᵉ jour il se plaignit d'engourdissement du bras et d'élancements dans la main. Le 14ᵉ jour la douleur était telle qu'il priait instamment M. Herpin de le délivrer de son pansement. Cédant à ses vives sollicitations, le 16ᵉ jour, au matin, M. Herpin enlevait l'appareil, et y substituait un morceau d'éponge préparée qu'il introduisit profondément dans la plaie. La douleur fut aussitôt moins forte et un soulagement notable ne tarda pas à se produire. Le lendemain matin le malade était calme et n'éprouvait plus qu'un léger frémissement. Cette amélioration ne fut que momentanée. Nous lisons en effet dans l'observation recueillie par mon ami Lecomte, et dont j'ai pu vérifier la scrupuleuse exactitude : « Vers trois heures de l'après midi, agitation du blessé, céphalalgie violente, fourmillements insupportables dans les doigts, mouvement fébrile, nuit sans sommeil. » Les douleurs au bout des doigts persistèrent pendant 8 jours.

Dans ce dernier cas, y a-t-il eu un rapport entre les accidents qu'a causé le premier pansement et ceux qui ont succédé à l'application de l'éponge préparée ? c'est ce que nous ne nous permettrons pas de décider ;

____

(1) Observ. V.

nous nous bornerons seulement à faire remarquer que les premiers allèrent constamment en croissant, qu'ils obligèrent M. Herpin à enlever entièrement l'appareil; tandis que les seconds diminuèrent peu à peu et finirent par disparaître.

En résumé, dans tous ces cas, une fois la douleur s'est éteinte promptement (cas de M. Herpin); plusieurs fois elle a constitué un accident sérieux par sa durée et son intensité (cas de M. Thomas, et nombre indéterminé de cas de M. Verneuil).

Quelle est la cause de cette douleur et quels sont les moyens de l'éviter ?

Autrefois on l'eut attribué à l'irritation des tissus aponévrotiques ou tendineux; aujourd'hui qu'une saine observation a démontré que ces tissus étaient insensibles (1), il faut admettre qu'elle est le résultat de la compression des filets nerveux de la main exagérée par l'étranglement due à la résistance des plans fibreux et osseux.

Cette compression, trop violente des filets nerveux, amène tantôt leur anesthésie, tantôt leur hyperesthésie.

Les conséquences saisissables de cette compression nerveuse, sont, en premier lieu, l'engourdissement de la main ou de tout le bras, en second lieu, des fourmillements insupportables et très-douloureux dans les doigts, des élancements dans la main et dans tout l'avant-bras.

Les rapports intimes du système nerveux périphé-

______

(1) Il existe encore quelques chirurgiens et même des professeurs de la Faculté de Paris qui soutiennent que le tissu fibreux est sensible ; nous ne saurions nous ranger à cette opinion qui a peut être pour elle quelques faits cliniques, mais qui est en désaccord complet avec toutes les recherches physiologiques, anatomiques et histologiques modernes.

rique avec le système nerveux central rendent compte
des symptômes généraux concomittants observés chez
les blessés, ce sont : de l'inquiétude, de l'agitation,
de la céphalalgie, de l'insomnie, de la fièvre.

C'est au manque de proportion entre le volume de
l'éponge introduite et la grandeur de la plaie qu'il faut
attribuer ces accidents. Ce qui le prouve, c'est qu'ils
n'existent pas si on a pris soin de se préoccuper de ce
rapport ; qu'ils sont très-tolérables et finissent même
par disparaître si l'éponge est seulement un peu trop
grosse (cas de M. Herpin) ; qu'ils cessent aussitôt qu'on
enlève le cylindre d'éponge trop épais et qu'on la remplace par un morceau plus petit (cas de M. Thomas).
C'est pour ne pas avoir observé cette juste proportion
entre le volume de l'éponge et la largeur et la profondeur de la plaie, que M. Verneuil accuse ce mode de
pansement de ne pouvoir être supporté par les blessés.

Chez les enfants, dont les moindres sensations dou-
loureuses sont révélées par des pleurs et des cris ; chez
lesquels l'immobilité du bras est presque impossible à
obtenir, un semblable pansement remplit tous les *désidé-
rata*. L'enfant que nous soignions, dont la turbulence et
la vivacité n'avaient d'égale que l'excessive sensibilité,
a pu continuer à se livrer à ses jeux habituels pendant
toute la durée de la cicatrisation ; jamais l'éponge ne
s'est dérangée, jamais elle n'a provoqué la plus légère
douleur.

4° *Elle détermine une vive inflammation de la main
et de l'avant-bras.*

L'inflammation est assez souvent la conséquence de
la présence d'un corps étranger dans une plaie, et les
accidents varient suivant la nature de ce corps, son

volume, ses propriétés physiques et chimiques. Les corps métalliques qui ne s'altèrent pas au contact des tissus peuvent y rester enfermés fort longtemps sans produire d'accidents sérieux; au contraire, les corps d'origine végétale ou animale qui se décomposent sont souvent la source de désordres graves.

Voyons si tel est le cas de l'éponge préparée?

Avant de répondre à cette question, disons en quelques mots, quelles sont les diverses variétés d'inflammations de la main? Quelles sont leurs causes? Quelles sont les conditions anatomiques qui en exagèrent la gravité ?

Laissant de côté l'inflammation qui consiste dans une rougeur érythémateuse ou érysipélateuse de la peau, dans une simple lymphangite réticulaire, nous aborderons immédiatement l'étude des phlegmons de la main. Ces phlegmons sont de deux espèces : *superficielles ou sous-cutanées, profonds ou sous-aponévrotiques.*

Le phlegmon sous-cutané commence ordinairement à la face palmaire, rarement à la face dorsale. Il a peu de tendance à envahir l'avant-bras en avant : les adhérences fibreuses de la peau à l'aponévrose au niveau de la face antérieure du poignet sont un obstacle à cette propagation. De même les tractus fibreux qui abondent au niveau des grands sillons de l'M palmaire, l'empêchent de passer de l'éminence thénar dans le creux de la main et réciproquement. Elle se dirige donc vers les espaces interdigitaux, si le derme ne se laisse pas ulcérer par le pus vers la partie médiane de la main pour constituer ces abcès décrits par Velpeau sous le nom *d'abcès en bissac* ou en *bouton de chemise.* Arrivé au niveau des espaces interdigitaux, il rencontre la peau mince et délicate des commissures à travers laquelle il se fait jour. Avant de les atteindre, le pu peut traverser les trous que présente l'aponévrose palmaire à la partie inférieure et passer au-dessous d'elle. Un phlegmon profond vient alors compliquer le phlegmon superficiel.

Si la peau de la face palmaire et des espaces interdigitaux a résisté, l'inflammation s'étale avec une grande rapidité dans le tissu cellulaire lâche du dos de la main. Ce phlegmon du dos de la main prend les allures du phlegmon diffus dont il a la marche envahissante.

La résolution est aussi un des modes de terminaison fréquent des phlegmons sous-cutanés ; la gangrène a été observée aussi, mais très-rarement.

Les phlegmons sous-aponévrotiques ou profonds sont plus graves. Bauchet en admet deux variétés bien distinctes (1) :

1° *L'inflammation du tissu cellulaire ; 2° l'inflammation des gaînes synoriales.* Effectivement dans ces deux cas le pronostic est essentiellement différent. Lorsque l'inflammation est restée extérieure aux gaînes synoriales, on est parfois surpris des résultats que peut obtenir un traitement conduit avec persévérance. Mais si les gaînes sont largement ouvertes, la suppuration prend le caractère des phlegmasies diffuses. La main se gonfle démesurément , les doigts fléchis en crochet ne peuvent être rédressé (signe caractéristique qui permet de distinguer le phlegmon profond du phlegmon sous-cutané), un œdème dur siége à la phériphérie du mal. Quoique la mort ou l'amputation soient les terminaisons possibles du phlegmon profond, la guérison est cependant la règle. Au point de vue de l'intégrité des fonctions de la main, cette guérison est achetée bien cher. Les articulations métacarpo-phalangiennes se sont ankylosées. Les doigts sont déformés,

(1) L. Bauchet. Du panaris et des inflammations de la main, 2ᵉ édition, Paris, 1859.

fléchis pour toujours par suite de la rétraction de
l'aponévrose palmaire, de l'exfoliation ou de la nécrose
des tendons, ils sont le siége d'une atrophie irrémé-
diable. Lorsque l'immobilité d'un ou de plusieurs
doigts ne tient qu'à des adhérences péritendineuses,
on peut espérer le retour plus ou moins complet des
mouvements ; les fonctions des doigts mettent alors
plusieurs mois à revenir.

Si les arcades palmaires sont blessées, l'aponévrose
palmaire est ouverte, par conséquent, le phlegmon
profond est celui qui est le plus éventuel dans les hémorrhagies graves de la paume de la main.

Ce phlegmon, avec ses diverses complications, a été
observé à la suite de l'emploi de chacun des divers
modes de traitements classiques. Le traitement par les
substances astringentes, la compression directe, la
compression indirecte, la flexion, la ligature indirecte,
la ligature directe, la cautérisation lui donnent très-
souvent naissance.

Sur 70 cas d'hémorrhagie palmaires traitées par les
procédés usuels, rapportés par M. Martin dans sa
thèse inaugurale, nous relevons :

       8 cas de phlegmons de la main et de l'avant-bras (1).

       2 cas d'abcès (2).

       <u>4 cas de gangrène (3).</u>

Soit 14 cas d'accidents graves sur 70 malades.

(1) Grillo, *Annales d'Omodéï*, 1834; *The lancet*, 1850, p. 192;
Gelez, th. cit. 1850; Alquié, *Gaz. des hôpitaux*, 1853, p. 487;
Follin, *Bulletin de la Société de chirurgie*, 1856, p. 138; Demar-
quay, *Gazette hebdom.*, 1868, p. 196; Le Fort et Verneuil, th.
Martin, cit. p. 3, 9 et 40.

(2) Larrey, Dequevauviller, thèse, Paris, 1844, p. 13; Mazade
Bulletin de thérapeutique, 1866, p. 189.

(3) Liston, *Annales d'Omodéï*, 1848, t. 127; Sédillot, contrib.
à la chirurgie, t. II, p. 80; Carpenter, *The lancet*, 1855; Davery,
Gaz. hebdom., 1855, p. 894.

Ou 1 cas sur 5 malades (1).

Avec le pansement par l'éponge préparée rien de semblable ; l'inflammation nécessaire à la guérison, n'a jamais été assez intense pour devenir nuisible ou dangereuse. Certes, dans quelques cas rares, on a observé les signes prodomiques d'un phlegmon, mais jamais les accidents n'ont eu de gravité. C'est ainsi que dans les premiers jours de l'application du corps étranger, le cercle inflammatoire qui s'est dessiné autour de la plaie, le gonflement œdèmateux progressif, la teinte érysipélateuse de la peau, les traînées angioleucitiques partant de la main pour remonter jusqu'au pli du coude, on put faire craindre une phlegmasie diffuse de l'avant-bras. — Que le chirurgien ne s'effraye pas dans l'immense majorité des cas, tout se bornera à ces signes précurseurs.

Cette inflammation passagère de l'éminence thénar ou hypothénar, ou de l'avant-bras n'a jamais fait défaut dans les trois ou quatre jours qui ont suivi l'introduction de l'éponge ; mais dans toutes les observations que nous avons rassemblées, elle est signalée comme n'ayant jamais eu de suite fâcheuse.

Fait très-curieux et dont il nous est impossible de donner une explication satisfaisante, c'est toujours au

(1) Cette statistique qu'on pourrait croire empreinte d'un cachet d'exagération, est plutôt au-dessous qu'au-dessus de la vérité. Nous nous contentons d'une analyse des chiffres cités par M. MARTIN, mais il nous eut été bien facile d'y adjoindre d'autres cas où les accidents furent tellement graves qu'ils nécessitèrent l'amputation du bras, de l'avant-bras, où entraînèrent la mort ; par exemple, ceux de ROBERT, de S. KEY, de BUROW, de MAUNDER, que nous avons déjà indiqués. Nous avons cru inutile d'insister, les chirurgiens devant être suffisamment édifiés par la brutalité de ces premiers chiffres.

niveau de l'angle interne de la plaie que le pus commence à se former.

Comment se fait-il que le phlegmon des gaînes qui a tant de gravité ne se produise pas ou se termine heureusement si on emploie l'éponge préparée?

1° Parce que les gaînes synoviales n'ont pas été irritées par de longues recherches et des pansements répétés, sectionnées par des débridements intempestifs ; parce que l'éponge est un corps molasse, dépourvu d'angles et d'aspérités capables d'érailler ou de déchirer le tissu séreux sur l'épithélium duquel elle glisse comme sur un vernis. — Si la synoviale est blessée, ses lymphatiques s'enflamment, il en résulte une lymphangite profonde qui se propage au tissu cellulaire de l'avant-bras. Cette pathogénie mise en lumière par M. Dolbeau est indiscutable (1).

2° Parce qu'il n'y a pas de stagnation du pus dans la plaie et par suite de résorption et de transport possibles de ce liquide. — L'un des modes de propagation les plus efficaces et les plus rapides d'une maladie, réside dans le transport de produits résultant d'une évolution organique anormale par les trois systèmes vasculaires : artériel, veineux, lymphatique. Les recherches micrographiques ont démontré jusqu'à l'évidence, le charriage mécanique des globules de pus, leur transport dans un lieu plus éloigné et la formation dans le point où ils sont arrêtés d'un phlegmon.—Tel est avec la lymphangite profonde le mode de genèse d'un certain

(1) DOLBEAU. Note sur la pathogénie et la thérapeutique des abcès profonds de l'avant-bras. (*Bulletin de thérapeutique*, 1872, t. XXXII, p. 158).

nombre d'abcès et de phlegmons de l'avant-bras (1).

3° Parce que la plaie est à l'abri du contact de l'air.
— Si on a taillé l'éponge comme nous l'avons indiqué
plus haut, au moment de sa dilatation, elle recouvrira
les bords de la plaie et toute la paume de la main ; elle
jouera vis-à-vis de la synoviale ouverte le même rôle
que le pansement ouaté vis-à-vis d'une plaie articu-
laire.— On n'ignore pas que ce pansement réussit surtout
pour les plaies ou la réunion doit avoir lieu par seconde
intention, et dans le cas de blessures des articulations :
deux indications qui se rencontrent ici. — Lorsque
l'adaptation de l'éponge à la plaie est parfaite, le pus
ne subit pas de fermentation.

4° Parce que la température de la plaie reste con-
stante.

Il n'est pas besoin d'insister sur cette dernière pro-
position, l'action nocive exercée sur les plaies par les
variations de température étant connue de tous les
chirurgiens (2).

---

(1) Il ne faudrait pas croire que nous restreignons à ces deux
causes l'origine de toutes les inflammations de l'avant-bras. Notre
collègue CHEVALET, dans sa thèse inaugurale faite sous l'inspiration
de M. DOLBEAU, dont il était l'interne (CHEVALET, *des Phlegmons
angioleucitiques de la main, Thèse de doctorat. Paris,* 1875),
croit que le phlegmon tel qu'on l'a compris jusqu'ici n'existe pas,
et que toutes les inflammations de la main et des doigts, y compris
le panaris, sont des lymphangites. Nous pensons que le cadre de
la lymphangite doit être agrandi, qu'elle tient une grande place
dans la genèse des inflammations de la main et des doigts, mais
nous ne saurions l'admettre comme cause exclusive. On ne doit pas
repousser sans réserve et affirmer d'une façon aussi absolue, lorsque
les seules preuves sont l'hypothèse et le raisonnement. C'est dans
cet excès qu'est tombé M. CHEVALET.

(2) GUÉRIN, médecine opératoire, 5e édition, Paris, 1873,
p. 113. — Mémoires de LAROYE ROUX L'AUBENAIS, *Journal de médecine et de chirurgie,* 1847, t. V, 149.

7

5° *La guérison est moins rapide.*

Pour contrôler cette assertion, nous avons rassemblé un certain nombre de cas de blessures isolées de l'arcade palmaire superficielle, de l'arcade palmaire profonde, et de blessures simultanées des deux arcades traitées par les procédés usuels. En jetant un coup d'œil rapide sur le tableau ci-joint, on se rendra vite compte de la durée moyenne des traitements qui ont amené la guérison.

Blessures de l'arcade palmaire superficielle.

Numéros.	CHIRURGIENS	SEXE ET AGE	MODES DE TRAITEMENT	DURÉE du TRAITEMENT	SOURCES BIBLIOGRAPHIQUES
1	PASQUIER	H. 57 ans.	Ligature du bout supérieur	3 semaines.	Gaz. des hôpitaux, 1838, p. 114.
2	JOBERT	H. (?)	Ligature de la radiale et de la cubitale	Id.	Gaz. des hôpitaux, 1849, p. 268.
3	NORIS DAVY	H. (?)	Compression des artères radiale et cubitale au poignet	3 mois 1/2.	Gaz. hebdomad., 14 décembre 1855.
4	SAVORY	H. 40 ans.	Compression directe de la plaie et compression des artères de l'avant-bras avec le tourniquet	15 jours.	Lancet-June, 1855, v. 1, p. 653.
5	HEYFELDER	H. 19 ans.	Compression sur la plaie	2 mois.	Deutsche Klinick, 1855, p. 555.
6	MARJOLIN	H. 12 ans.	Compression digitale intermittente sur la plaie	1 mois.	Loc. Cit.
7	GARNIER	H. (?)	Compression directe sur la plaie	23 jours.	Gaz. des hôpitaux, 1861, p. 74.
8	ID.	H. 20 ans.	Ligature de la cubitale, compression de la radiale au poignet	21 jours.	Id.
9	SYDNEY JONES	H. (?)	Tourniquet sur l'humérale. Compression sur la radiale et la cubitale. Flexion, compression sur la tumeur — (Anévrysme)	7 mois.	The Lancet, January, 1867.
10	MAZADE	H. 43 ans.	Cautérisation	10 jours.	Loc. Cit.
11	JACKSON	H. 63 ans.	Ligature de la brachiale	1 mois et 12 jours.	Thelancet, 1867.
12	HORTELOUP	E. 7 ans.	Ligature des deux bouts	17 jours.	Loc. Cit.
13	BOURDILLAT	H. 39 ans.	Id.	20 jours.	Gaz. hebdom., 1868, p. 485.
14	BAROTH	H. 28 ans.	Ligature de l'artère humérale	19 jours.	Berlin Klinisch Wochenschrift, n° 17, 1868.
15	DESPRÈS	H. (?)	Compression de la plaie	1 mois 1/2.	Belhomme, th. cit., p. 35.
16	ID.	H. (?)	Ligature dans la plaie des deux bouts.	1 mois 1/2	Id. p. 36.
17	ID.	H. 28 ans.	Id.	2 mois.	Id. p. 41.
18	CHAUVEL	H. (?)	Id.	21 jours.	Id. p. 42.
19	CHARVOT	H. (?)	Ligature de la radiale et de la cubitale	(?) L'observation dit rapide.	Id. p. 43.
20	DESPRÈS	H. (?)	Ligature des deux bouts dans la plaie	22 jours.	Id. p. 45.

Blessures de l'artère radiale dans le premier espace interosseux, au moment où elle donne naissance à l'arcade profonde.

Numéros.	CHIRURGIENS	SEXE ET AGE	MODES DE TRAITEMENT	DURÉE du TRAITEMENT	SOURCES BIBLIOGRAPHIQUES
21	BÉRARD	H. (?)	Ligature de l'artère radiale au-devant de la partie inférieure du radius	20e jour.	Gaz. médic. Paris 1833, p. 707.
22	ID.	H. (?)	Id.	3 semaines.	Id.
23	ALQUIÉ	H. (?)	Id.	1 mois.	Loc. Cit.

Numéros.	CHIRURGIENS	SEXE ET AGE	MODES DE TRAITEMENT	DURÉE du TRAITEMENT	SOURCES BIBLIOGRAPHIQUES
			Blessures de l'artère radiale dans le premier espace interosseux, au moment où elle donne naissance à l'arcade profonde (suite).		
24	CHASSAIGNAC....	H. 34 ans.	Compression directe de la plaie.....	9 jours.	Gaz. des hôpitaux, 1843, p. 458.
25	ID.	H. 22 ans.	Cautérisation avec l'acide chlorhydrique. Ligature de la radiale à sa partie inférieure..................	1 mois et 6 jours.	Id. p. 463.
26	VŒLPERING......	?	Ligature de la radiale..............	8 jours.	Medicin Zeitung v. Verein, f. Heilkunde, in Preussen 1844, n° 11.
27	JARJAVAY........	H. (?)	Ligature de l'humérale..............	22 jours.	Gaz. des hôpitaux, 4 juillet 1863, p. 310.
28	MAZADE..........	H. 46 ans.	Compression digitale...............	14 jours.	Loc. Cit.
29	VERNEUIL	H. 64 ans.	Ligature dans la plaie et compression.	10 jours.	Martin, th. cit., p. 40.
30	JOHN D. HILL....	H. 43 ans.	Ligature de la radiale.............	10 jours.	The Lancet, 20 july 1867, p. 39.
31	MALGAIGNE......	H. 29 ans.	Compression et position élevée de la main	rapide.	Gaz. des hôpitaux, 1849, p. 479.
32	BOUCHACOURT...	F. 20 ans.	Ligature de l'artère radiale et de la cubitale........................	1 mois 1/2.	Gaz. médic. de Lyon, 15 septembre 1855.

Numéros.	CHIRURGIENS	SEXE ET AGE	MODES DE TRAITEMENT	DURÉE du TRAITEMENT	SOURCES BIBLIOGRAPHIQUES
			Blessures de l'artère cubitale dans la main, sans autre indication.		
33	NOTTA...........	F. 64 ans.	Ligature des deux bouts dans la plaie.	1 mois.	Th. Cit.
34	CHASSAIGNAC....	H. (?)	Ligature de l'humérale.............	rapide.	Traité de thérapeutique chirurg., t. I, p. 304.
35	CARPENTER	H. 38 ans.	Compression directe, ligature de l'humérale puis de l'axillaire, tourniquet sur la sous-clavière.............	5 mois.	Loc. Cit.
36	MARVAUD........	H. (?)	Ligature des deux artères de l'avant-bras........................	rapide.	Journal de médecine de Bordeaux, nov., 1868.
37	CHENEVRIER	H. 17 ans.	Ligations simultanées de la radiale dans la tabatière anatomique de la cubitale au poignet et de l'humérale à sa partie moyenne..........	6 semaines.	Martin, th. cit , p. 36.
			Blessures des deux arcades palmaires.		
38	DUBREUIL........	H. 33 ans.	Ligature de l'artère brachiale au 21° jour..........................	26 jours.	Gaz. médic. Paris, 1834, p. 726.
39	NUZILLAT........	H. (?)	Compression de l'artère humérale...	21 jours.	Bulletin de la société de chirurgie de Paris, t. IX, 1859, p. 455.
40	JOHN D. HILL...	H. 15 ans.	12° jour ligature de la radiale et de la cubitale.......................	16 jours.	The lancet, 10 juillet 1867, p. 39.
41	CARADEC........	H. 26 ans.	Ligature de l'humérale à 2 centimètres au-dessus de la partie moyenne du bras...........................	19 jours.	Gaz. hebd., 1868, p. 264.
42	LE FORT.........	H. (?)	Ligature de l'humérale à sa partie moyenne	5 mois.	Martin, th. cit. p. 37.

Numéros.	CHIRURGIENS	SEXE ET AGE	MODES DE TRAITEMENT	DURÉE du TRAITEMENT	SOURCES BIBLIOGRAPHIQUES
			Blessures des deux arcades palmaires (suite).		
43	GROSS............	F. 24 ans.	Ligature de la cubitale dans la plaie. Ligature de la radiale et de la cubitale au poignet ; de la radiale dans la tabatière anatomique. Tamponnements dans la plaie. Compression de l'humérale................	2 mois 1/2.	Gross, Th. cit., p. 63.
			Plaies de la main compliquées de blessures artérielles sans indication de l'artère.		
44	HASPEL..........	H. (?)	Ligature de la radiale. — Compression sur le lieu de la blessure et sur l'artère cubitale..................	9 jours.	Gaz. médic., 1839, p. 407.
45	GARBE...........	H. (?)	Ligature de la radiale et de la cubitale.................	La guérison se fait attendre assez longtemps. (sic).	Wochenschrift fur die gesammte Heilkunde von Casper, 1842, n° 9.
46	CHASSAIGNAC. ..	H. 46 ans.	Compression sur la blessure : Tamponnement et tourniquet.........	1 mois, 7 jours.	Gaz. des hôpitaux, 1843.
47	ARNOTT..........	H. 17 ans.	Compression de la brachiale au moyen du tourniquet..................	15 jours.	The lancet, october, 30, 1858, p. 446.
48	HULKE...........	H. 21 ans.	Ligature de la radiale et de la cubitale au poignet..................	15 jours.	Médic. Times, vol. II, 1862, p. 6031.
49	ADELMANN.......	H. 27 ans.	Ligature de la cubitale. — Flexion forcée...................	14 jours.	Arch. für Klinische chirurgie, t. III, p. 29.
50	ID.	H. 46 ans.	Flexion forcée...................	13 jours.	Beitrage zur chirurgischen pathologie der arterien insbesondere zu ihrer. Unterbindung von Dr Adelmann, t. III, 1862.
51	ID.	H. 22 ans.	Id...........	21 jours.	Arch. für Klinische chirurgie, vol. XI, 1869, p. 349.
52	ID.	F. 33 ans.	Id.................	3 semaines.	Id.
53	DURWELL........	H. (?)	Id................	18 jours.	Bulletin de thérapeutique, médic. et chirurg. t. XXXVII, p. 280, 1849.
54	SÉDILLOT	H. (?)	Compression directe. — Ligature des artères radiale et cubitale. Ligature de la brachiale et de la collatérale du nerf cubital. — Gangrène de la main. — Amputation de l'avant-bras........................	3 mois.	Contrib. à la chirurgie. Paris, 1868. Hémostasie, p. 80.

A ces 54 cas de guérisons que nous avons pris au hasard afin de faire mieux juger du temps des traitements, nous pouvons ajouter celui du jeune garçon boucher auquel nous pratiquâmes la ligature des deux extrémités de l'arcade palmaire superficielle à son origine, et chez lequel la plaie fut cicatrisée au bout de 25 jours. Si, à ces 55 cas dans lesquels la durée moyenne du traitement a été d'un mois à un mois et demi, nous opposons les cas traités par l'éponge préparée, et dans lesquels la guérison n'a guère été obtenu, avant deux mois, il devient évident que le traitement par l'éponge préparée, s'il est plus avantageux, est aussi beaucoup plus long. Cela, en effet, n'est pas discutable ; mais, si le chirurgien a bien pressenti les accidents auxquels les autres modes de traitement peuvent donner lieu, il jugera avec nous que cette différence dans la durée est largement rachetée par la différence dans le pronostic.

Nous terminerons ici cette étude sommaire sur le traitement des hémorrhagies de la paume de la main. Nous aurions désiré qu'une plume plus habile et plus autorisée que la nôtre se fut chargée de faire connaître ce mode de pansement : aussi devons-nous réclamer l'indulgence du public médical dont la bienveillance, nous le savons, est toujours acquise à celui qui manifeste la noble intention de bien faire et d'être utile. On excusera l'inexpérience de celui que les circonstances ont forcé à venir seul rapporter et compléter l'enseignement de chirurgiens qu'il s'honore aujourd'hui d'avoir eu pour maîtres.

Nous avons cherché à exposer sous une forme concise l'état actuel de la science, à mettre en lumière les faits qui se recommandent par un intérêt réel et sérieux. Grâce à ce nouveau mode de pansement, nous croyons pouvoir traiter sans danger, soulager et guérir nombre de blessés auxquels le traitement classique serait inapplicable.

Telle est notre espérance ; puisse-t-elle sembler légitime à ceux qui nous liront !...

CONCLUSIONS

Les hémorrhagies traumatiques de la paume de la main sont primitives, secondaires précoces ou secondaires tardives ; le mode de genèse de chacune de ces trois variétés. d'hémorrhagies est différent ; le traitement à leur opposer n'est pas identique.

Les astringents, la compression directe, la compression indirecte, l'extension forcée, la flexion continue, l'élévation du membre, la cautérisation, la forcipressure, l'uncipressure, l'acupressure peuvent être impuissants contre ces hémorrhagies et provoquer les accidents les plus graves.

La ligature indirecte arrête d'autant mieux l'hémorrhagie que le fil constricteur est placé plus haut et que la plaie est plus ancienne ; toutefois la ligature de la brachiale au-dessus de l'humérale profonde ou celle de l'axillaire peuvent amener l'inflammation, la gangrène ou l'atrophie du membre supérieur.

La ligature directe doit être toujours pratiquée dans le cas de plaie large et récente de la paume de la main, quels que soient le siége et la nature du vaisseau blessé. La ligature des bouts centraux et périphériques des artères est indispensable.

La ligature directe doit être proscrite dans une plaie récente si la blessure est étroite, profonde, irrégulière, et que pour découvrir les artères, les saisir et les lier il soit nécessaire de pratiquer de larges débridements, de faire des incisions multiples susceptibles de compromettre l'intégrité du membre et la vie du blessé.

Elle doit être également rejetée si la plaie est en pleine suppuration.

L'emploi de l'éponge préparée à la ficelle est indiquée :

1° Dans le cas d'hémorrhagies primitives ou secondaires précoces de la paume de la main si la plaie est étroite, profonde, à bords déchiquetés, irréguliers, si de larges débridements étaient indispensables pour lier les artères coupées.

2° Dans les cas d'hémorrhagies secondaires tardives. Cette affirmation est basée sur ce fait qu'il est impossible de prévoir si la gaîne celluleuse et la tunique externe des vaisseaux ne sont pas enflammées, s'il n'y a pas périartérite; en un mot, si les artères ne sont pas devenues friables.

L'éponge arrête l'hémorrhagie en comprimant directement l'arcade lésée tant sur ses parois qu'à son ouverture, en comprimant indirectement l'arcade opposée, en déterminant une olighémie artificielle de toute la paume de la main. — Elle agit à la fois par sa masse et sa dilatation.

Une fois introduite dans une plaie, elle doit être abandonnée à elle-même ; il faut attendre patiemment qu'elle soit expulsée par le travail de cicatrisation. Quelquefois des parcelles d'éponge restent enfermées et perdues dans la cicatrice ; ces fragments sont toujours chassés par la rétraction du tissu cicatriciel.

Agissant différemment des autres modes de compression, elle n'expose à aucun des accidents qu'ils déterminent.

Avec elle une nouvelle hémorrhagie est peu à re-

douter; elle a réussi à empêcher une récidive de l'hémorrhagie chez des blessés dans la famille desquels
plusieurs avaient succombé à l'hémophilie.

En se gonflant, l'éponge envoie des prolongements
rameux dans toute les dépressions, les anfractuosités,
les arrière-cavités de la plaie ou pourrait stagner le
sang; elle empêche ainsi la formation d'un anévrysme
faux primitif.

Intimement unie aux bourgeons charnus auxquels
elle est reliée par une gangue de lymphe plastique,
elle n'est éliminée qu'au moment où la plaie est
comblée par le travail de cicatrisation; avec elle un
anévrysme faux consécutif est également impossible.

L'éponge préparée ne cause aucune douleur, si on a
eu soin de proportionner son volume à la largeur et à
a profondeur de la plaie.

L'inflammation secondaire nécessaire à la guérison
n'a jamais été l'origine d'un phlegmon diffus ou la
cause d'une gangrène de la main et de l'avant-bras.

La guérison est moins rapide que dans les autres
modes de traitement, mais ce léger inconvénient est
largement compensé par tout les avantages que présente ce pansement.

Il faut proscrire d'une façon absolue l'usage du
perchlorure de fer à l'extérieur.

Dr A. LEDOUBLE.

Tours, le 20 février 1877.

www.ingramcontent.com/pod-product-compliance
Ingram Content Group UK Ltd.
Pitfield, Milton Keynes, MK11 3LW, UK
UKHW022314070726
13614UKWH00002B/737